# 沈主任说脊椎

# 小心你的坏姿势

沈彤　曾文琼 / 编著

U0260443

35节脊椎养护课，
扫码跟着学

江苏凤凰科学技术出版社 · 南京

# 图书在版编目（CIP）数据

沈主任说脊椎：小心你的坏姿势 / 沈彤，曾文琼编著 . —南京：江苏凤凰科学技术出版社，2023.01

（汉竹·健康爱家系列）

ISBN 978-7-5713-3024-8

Ⅰ. ①沈… Ⅱ. ①沈… ②曾… Ⅲ. ①颈椎 - 脊椎病 - 防治 Ⅳ. ① R681.5

中国版本图书馆 CIP 数据核字（2022）第 108980号

中国健康生活图书实力品牌

## 沈主任说脊椎：小心你的坏姿势

| 编　　著 | 沈　彤　曾文琼 |
|---|---|
| 责任编辑 | 刘玉锋　赵　呈 |
| 特邀编辑 | 陈　岑 |
| 责任校对 | 仲　敏 |
| 责任监制 | 刘文洋 |

| 出版发行 | 江苏凤凰科学技术出版社 |
|---|---|
| 出版社地址 | 南京市湖南路1号 A 楼，邮编：210009 |
| 出版社网址 | http://www.pspress.cn |
| 印　　刷 | 合肥精艺印刷有限公司 |

| 开　　本 | 889 mm × 1 194 mm　1/32 |
|---|---|
| 印　　张 | 6 |
| 字　　数 | 120 000 |
| 版　　次 | 2023年1月第1版 |
| 印　　次 | 2023年1月第1次印刷 |

| 标 准 书 号 | ISBN 978-7-5713-3024-8 |
|---|---|
| 定　　价 | 49.80元 |

# 专家团队

## 主编

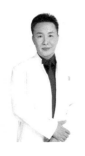

**沈彤**

中央电视台《健康之路》特邀脊椎健康主讲专家

龙氏治脊疗法核心传承人

第 16 届亚运会首席运动医学与康复专家

原广州医科大学附属第一医院康复科主任

科普达人，全网粉丝超过 600 万

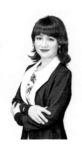

**曾文琼**

《南方都市报》主任记者

《南都健康大讲堂》主持人

中华预防医学会健康分会委员

公立医院行政领导人员职业化培训专家委员会委员

## 编委

周伟凌　冯丽盈　朱雯洁　刘丽莎　潘雅文　何智鑫

# 自序

"沈彤教授不仅帮我治疗了颈、腰痛，更重要的是教会我如何做好脊椎自我保健、防患于未然。"这句话出自钟南山院士为我主编的《实用脊柱神经病学》（中国科学技术出版社，2009年）撰写的序言。钟南山院士在序言里还写道："我作为一名医务工作者，经常伏案写作、超负荷工作引起颈、腰部肌肉、韧带的劳损，加上我一生喜爱运动：田径、篮球、网球等运动不可避免地扭伤过脊椎，导致关节错位，引起颈腰痛，曾经严重影响到我正常的生活、工作。"由此可见，颈腰痛是多么普遍，就连当时身为中华医学会会长的钟南山院士也逃不脱脊椎病的折磨。钟院士虽然颈腰椎都有骨质增生、椎间盘突出，但他近几年几乎没有颈腰痛，就是因为他听取了我的建议，避免了不良的生活和工作姿势，每天坚持做针对性的训练，这些"秘诀"我都会在本书中为读者公开。

世界卫生组织把脊椎病称为仅次于感冒的第二大常见病，轻则经常颈肩腰腿痛、头晕头痛、注意力不集中、失眠、肢体麻痛，严重的脊髓型颈椎病甚至会导致高位截瘫。我在三甲医院工作30年，看到大众对脊椎病认知不足，很多患者求医之路曲折艰难。同时，这些年科技高速发展，随处可见的"低头族"让脊椎病年轻化趋势明显。医生的责任不仅是治病，通过科普传递正确的健康观念也是医生的重要责任，这也是我写这本书的初心，脊椎病的日常预防和脊椎养护比专业的诊疗更重要！

我的恩师、96岁高龄的龙氏治脊疗法创始人龙层花教授的多年研究显示：80%的颈、腰痛和关节错位有关，而错位的主要原因就是不良姿势和外伤。龙教授本人也是脊柱保养的典范，几十年坚持吊单杠和做保健功，96岁依然腰不弯背不驼，这本书里就收录了龙教授的一些经典锻炼方法。我常常跟患者说，治好脊椎病，医生只占了1/3的功劳，另外2/3是患者本人的配合。医生用正骨手法把患者错位的关节纠正过来，脊椎病的症状就能明显改善甚至消失。到这一步时，医生的任务就完成了，我们称为"临床痊愈"，但这只占治疗过程的1/3。剩下的是患者自己避免工作、生活中的不良姿势，包括长时间低头看手机、坐车时打瞌睡、使用高度不合适的枕头等，这又占了1/3。此外，还要做一些针对性的训练，来强化脊椎旁的核心肌群，起到稳固脊椎的作用，防止脊椎再错位，这是剩下的1/3。只有把这三方面都做到位，脊椎病才能"彻底治好"（就是不再复发）。

随着全民运动的普及，因不规范运动导致的脊椎损伤越来越多，如何避免运动损伤、出现损伤后如何及时处理？对于运动损伤，我也有丰富的诊治经验。作为2010年第16届亚运会首席运动医学与康复专家，也是亚运医院康复科主任，我当时为很多著名运动员（包括多位奥运冠军、世界冠军）做了治疗。我将这些宝贵的经验也写进这本书里，希望对喜爱运动的您有所帮助。

这些年来，我一直致力于脊柱健康的科普工作。2015年，作为中央电视台《健康之路》特邀主讲嘉宾，我一连做了三期节目《脊椎错位莫忽视》，受到全国电视观众的好评。从2019年开始，我利用更能触达大众的新媒体平台做脊椎病的科普，账号"沈主任说脊椎"收获了全网600多万粉丝的关注，视频总播放量超过32亿次。在和网友互动的过程中，我更清楚地了解到哪些知识点是大众关注和感兴趣的，哪些知识点是大众普遍有误区的，哪些锻炼更适合日常工作、生活场景……话题涵盖各个年龄段的朋友所关心的脊柱健康常见问题。为防治脊椎病，要避免哪些不良姿势，又要做哪些针对性的训练呢？在这本书里，我会用通俗的语言、形象有趣的插画为您科普。同时还可以扫书中二维码看训练视频，是一本很"接地气"、很实用的书。

脊椎病的预防远胜于治疗，我和全体编著者衷心希望这本书能帮助各位拥有健康、挺拔的中国脊梁！

2022.10.25

# 目录

**第一章**
## 你没在意的这些姿势正在伤害脊柱

"葛优躺"——你舒服了，脊柱却受伤了 / 2

还在跷二郎腿？这个姿势正悄悄伤害你的腰椎 / 4

白领一族坐不对，腰酸背痛很受罪 / 6

低头玩手机，玩出颈椎大问题 / 8

共享单车，别共享出脊椎病 / 10

长途开车，腰腿很受伤 / 12

坐车打瞌睡，竟致大小便失禁 / 16

弯腰捡东西，腰就直不起来了 / 18

背单肩包很酷，却容易导致"高低肩" / 20

睡姿不对，颈椎、腰椎难休息 / 22

枕头高度不合适，脊柱很受伤 / 24

舒服的"水床"睡出大毛病 / 26

# 第二章
# 善待肌肉，小疼痛在家就能缓解

脖子酸硬，老忍不住扭动？试试推颈抬头功 / 30

"富贵包"不是夺命包，靠墙动作激活深层肌肉 / 33

肩膀一动"咔嚓"响？旋肩动作来帮忙 / 36

胸闷背痛、呼吸不顺，试试"压墙角" / 39

腰臀酸麻无力？试试坐位臀肌拉伸 / 41

坐久了腿麻无力？多做拉伸运动就能缓解 / 43

膝盖酸痛怎么治，多练大腿靠墙蹲 / 46

崴脚要立即处理，避免二次损伤 / 48

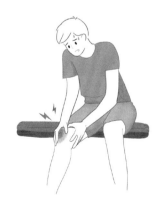

第三章
这些疾病，原来都是关节错位在捣乱

头痛头晕没完没了，原来是颈椎惹的祸 / 52

失眠老治不好？"元凶"可能是颈椎病 / 54

找不到耳鸣的祸根，查一下颈椎 / 58

孩子也有高血压？原来是颈椎病在作怪 / 60

胸闷憋气，没想到是胸椎出了毛病 / 63

胸椎错位也可能导致"心脏病" / 66

长期胃溃疡，竟是脊椎病惹的祸 / 69

便溏、便秘，竟然是胸椎和腰椎"闹不和" / 72

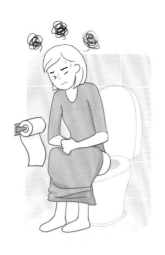

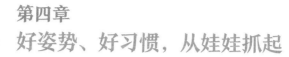

# 第四章
# 好姿势、好习惯，从娃娃抓起

宝宝吃奶后呕吐，有可能是抱的姿势不对 / 76

早早用学步车，小心脊椎受不了 / 78

走路八字脚，骨盆、腰椎难健康 / 80

孩子视力下降，可能是脊椎出现了问题 / 84

反复头晕，原来是趴着睡惹的祸 / 86

午休睡课桌，孩子成"虾米" / 88

游乐园大摆锤玩出脊椎错位 / 90

总歪着身体写作业，看看是不是脊柱侧弯了 / 92

发现孩子脊柱侧弯了怎么办 / 96

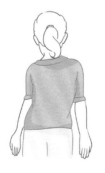

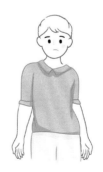

# 第五章
# 女人的美，姿势说了算

高跟鞋让颈椎、腰椎默默"哭泣" / 102

让人痛不欲生的痛经，竟然跟脊椎有关 / 105

戴眼镜的女性更容易出现头前倾 / 108

刘海剪短，竟然治好了脊椎病 / 110

美丽的"蝴蝶骨"，竟可能导致驼背 / 112

女性臀部怎么也减不下来？很可能是假胯宽 / 114

"产后风"或许是脊椎小关节错位在作怪 / 116

生产后"小肚子"不平坦，仰卧抬腿能改善 / 119

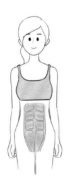
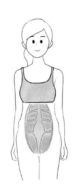
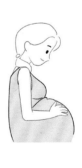

## 第六章
## 脊椎不衰老，就能更长寿

中老年人小心颈椎病引起的肩背痛 / 124

骨质增生不是病，骨刺是被冤枉的 / 128

腰痛就要补钙？你可能吃错了 / 131

退休后去旅游，回来却一身痛 / 134

老人带宝宝，小心伤了腰 / 137

老人摔倒要重视，排除骨折要及时 / 140

日走万步好处多？中老年人运动陷阱多 / 143

膝关节炎不要乱吃药，先查腰椎和骨盆 / 146

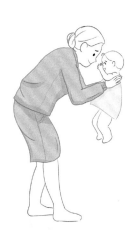

# 第七章
# 小心!不正确的运动方式伤脊又伤身

跑步前要准备充分,否则易伤脊椎 / *150*

瑜伽练习,避免弯曲脊柱的体式 / *153*

仰卧起坐能练马甲线吗?小心颈椎、腰椎受伤 / *156*

跳绳要注意姿势和速度,否则伤膝又伤腰 / *158*

已患脊椎病,不推荐打羽毛球 / *160*

孩子滑雪后摔倒,易埋下脊椎错位隐患 / *162*

游泳对脊椎很有益,但选择泳姿有讲究 / *164*

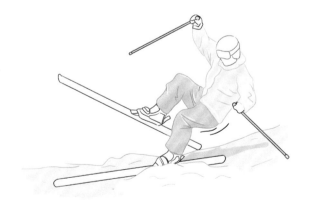

## 第八章
## 沈主任解答热点脊柱问题

1. 街边的养生馆可以去吗 / *170*

2. 按摩是不是越痛越好 / *170*

3. 体检报告显示颈部生理曲度变直，问题严重吗 / *171*

4. 颈部生理曲度变直，不管它可以吗 / *172*

5. 颈部生理曲度变直可以矫正回来吗 / *172*

6. 儿童脊椎如何保护 / *173*

7. 检查出椎间盘突出，为何没有症状 / *174*

8. 椎间盘突出了怎么办 / *175*

9. 椎间盘突出如何预防关节错位 / *175*

10. 椎间盘突出就得"挨一刀"吗 / *176*

11. 椎间盘突出症好了还会复发吗 / *176*

12. 坐骨神经痛怎么治 / *177*

# 第一章

# 你没在意的这些姿势
# 正在伤害脊柱

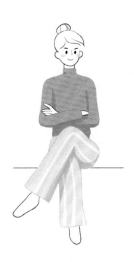

小动作，大健康。本章详细解析了多个日常生活中会伤害脊柱的小动作，比如跷二郎腿、单肩背包、"葛优躺"等，并提出了针对性的改善方式，让读者甩甩手、动动腿、换个姿势，就能缓解脊柱压力，平衡体态。

# "葛优躺"——
# 你舒服了，脊柱却受伤了

> 我曾经在世界杯足球比赛期间接诊过一个患者，前一天晚上他熬夜看球赛，看着看着就躺在沙发上睡着了。第二天早上醒来后，他发现自己全身僵硬、动弹不得，只能让家人送来，找我做紧急治疗。

## "葛优躺"易导致脊椎错位

结束了一天的工作，筋疲力尽地回到家，感觉身体被掏空，没有什么能比瘫在沙发上喝一瓶啤酒、煲一晚电视剧更解压的了。这是不少人的生活常态，尤其是在新冠肺炎疫情期间，越来越多的人宅家追剧、看新闻，"葛优躺"便成了必备动作。可惜"葛优躺"虽能缓解心理压力，却会增加对脊椎的压力。这是因为这种瘫坐的姿势虽然能让肌肉和韧带得到放松，但是却减弱了对脊椎的保护。而瘫坐时脊柱处于扭曲状态，脊椎关节失去了承托力，时间一长很容易引起脊椎关节错位，进而引发腰痛、肢体僵硬等各种症状。

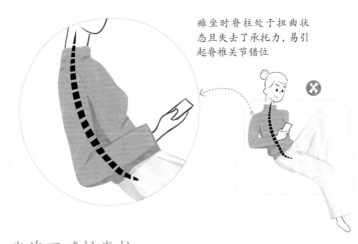

瘫坐时脊柱处于扭曲状态且失去了承托力，易引起脊椎关节错位

## 坐姿正确护脊柱

① 坐沙发时，要尽量靠到沙发背上，或者在腰后加一个腰垫。

② 坐沙发时，双脚应着地，不要悬空；不要"深陷"在沙发里。

③ 同一个姿势不能保持太长时间，每隔1小时起来活动一下。

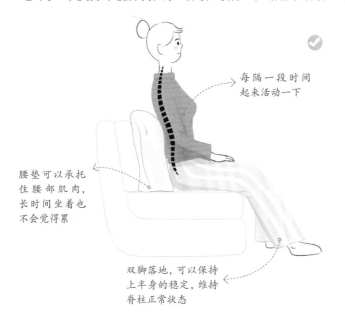

每隔一段时间起来活动一下

腰垫可以承托住腰部肌肉，长时间坐着也不会觉得累

双脚落地，可以保持上半身的稳定，维持脊柱正常状态

# 还在跷二郎腿？
# 这个姿势正悄悄伤害你的腰椎

　　跷二郎腿是现代人常见的坐姿，可以在办公室里看见，在餐厅里看见，在地铁上看见，甚至正在读这本书的你，可能也正跷着二郎腿。你可能会说，这姿势真的很舒服啊，和健康有什么关系。然而，就是这么一个普遍存在的姿势，却在悄悄地伤害着你的腰椎。

## 跷二郎腿可导致腰椎和骨盆错位

　　跷起二郎腿时，上身的重心便压在了受力腿一侧的骨盆上，使骨盆朝这一侧倾斜。如果长期在同一侧跷二郎腿，就会让受力腿一侧持久受到压迫，导致腰椎和骨盆错位。此外，椎间盘受力不均还易引起椎间盘退化，严重的可能导致椎间盘突出。

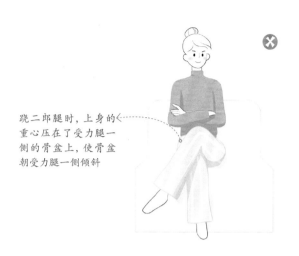

跷二郎腿时，上身的重心压在了受力腿一侧的骨盆上，使骨盆朝受力腿一侧倾斜

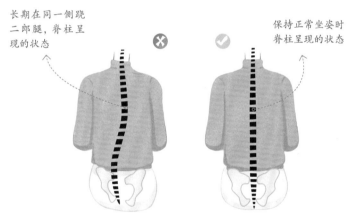

长期在同一侧跷二郎腿，脊柱呈现的状态

保持正常坐姿时脊柱呈现的状态

## 实在想跷二郎腿，就左右交替跷

日常生活和工作中，要有意识地避免跷二郎腿；如果实在想跷，要左右交替，跷5分钟就换另一侧，避免长期压迫一侧，造成腰椎损伤。

# 白领一族坐不对，
# 腰酸背痛很受罪

　　对白领而言，办公室是一坐就8个小时甚至十几个小时的地方。我曾被一家外企邀请去讲课，我观察发现，尽管公司已经给员工配置了3000多元一套的高级办公椅，但是员工腰酸背痛的比例还是很高，原因是很多员工的坐姿错了。

## 办公时坐姿不对，易导致脊椎错位

　　对于久坐不动的上班族来说，长时间固定一个姿势、腰背部悬空、电脑摆放倾斜导致头总是倾向一边、脖子前伸等，都是常见的不良坐姿。不良坐姿容易引起头昏脑涨、腰腿酸麻，常让患者非常痛苦。更糟糕的是，脊椎长期受力不均匀、压力变大会导致脊椎错位，颈椎和腰椎间盘突出，轻则引起腰背痛麻，重则可能导致瘫痪。有一个患者甚至说，他一坐下来办公，就会腰痛、头痛，无法集中精神，无奈之下，只能把电脑架起来，站着办公。

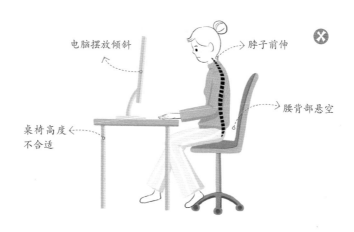

电脑摆放倾斜

脖子前伸

腰背部悬空

桌椅高度
不合适

## 保持正确坐姿,工作1小时休息几分钟

在电脑前工作应坐直上半身,颈部不要向前伸,如果伏案工作,
应该是前曲身子,可以低着头,但不要向前伸脖子。

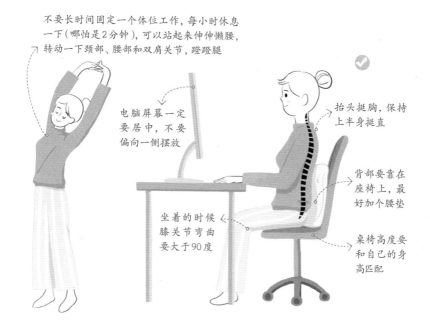

不要长时间固定一个体位工作,每小时休息
一下(哪怕是2分钟),可以站起来伸伸懒腰,
转动一下颈部、腰部和双肩关节,蹬蹬腿

电脑屏幕一定
要居中,不要
偏向一侧摆放

抬头挺胸,保持
上半身挺直

背部要靠在
座椅上,最
好加个腰垫

坐着的时候
膝关节弯曲
要大于90度

桌椅高度要
和自己的身
高匹配

# 低头玩手机，
# 玩出颈椎大问题

　　有一次在地铁上，我看到一个男孩低头看手机，他的脖子低的幅度非常大。作为一名关注脊柱健康的专科医师，我非常清楚这个动作导致的后果，我急忙劝阻他把头抬起来，最好平视手机。很多年轻人会说，我现在没什么感觉。但是你要知道，颈椎病的形成是一个慢性过程，年轻时不注意，必然留下健康隐患。一个寻常的低头玩手机的姿势，很可能玩出颈椎大问题。

## 低头玩手机,易使颈曲度变直

　　当眼睛平视前方时，颈椎只需承受4~5千克的重量，而低头玩手机时，颈椎的承受力将会成倍增长。你知道吗？低头45度，相当于头顶22千克的重物；低头60度，则相当于头顶了27千克的重物！长期保持低头姿势，容易使颈曲度变直，轻则脖子酸痛，重则椎间盘突出，引发一系列颈椎问题。

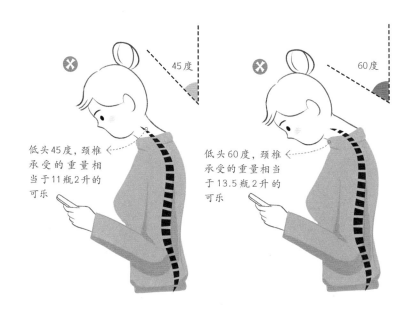

45度

低头45度，颈椎
承受的重量相
当于11瓶2升的
可乐

60度

低头60度，颈椎
承受的重量相当
于13.5瓶2升的
可乐

## 玩手机时，抬高手机高度

在日常生活中，应该尽量避免长时间低头，因为不仅眼睛需要休息，颈椎也需要释放压力。看手机时，建议抬高手机高度，这样可以大大减少颈椎承受的压力。

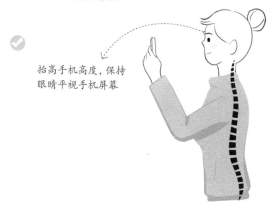

抬高手机高度，保持
眼睛平视手机屏幕

# 共享单车，
# 别共享出脊椎病

　　自共享单车面世以来，国内就刮起了一阵骑单车的热潮。早晚高峰，路上色彩缤纷的共享单车成为一道亮丽的风景线。其实，不管是上班出行，还是周末出游，骑单车都是不错的选择。然而，不少人在骑完共享单车之后出现了腰痛、腿麻等症状，甚至在骑完单车的第二天痛到动弹不得。为什么会这样呢？

## 骑行姿势不对，易引起腰部韧带拉伤或错位

　　对于高矮胖瘦不同体形的人而言，适合的单车座垫高度并不相同。上一个共享单车使用者的高度并不一定适合你的身体结构，但使用共享单车上班的人往往赶时间，来不及每次都调整座垫高度。当座垫高度不合适时，身体重心前倾，会增大对腰部的压力。加上有些单车性能不好，蹬车要花很大力气，容易引起腰部韧带拉伤或脊椎关节错位，引发肌肉酸痛，严重的话还会诱发腰椎间盘突出。

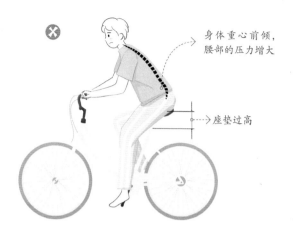

身体重心前倾,
腰部的压力增大

座垫过高

## 使用单车前,先调整座垫高度

每次使用共享单车时,先把座垫高度调整到适合自己的位置,保持正确姿势,避免弯腰弓背骑车。

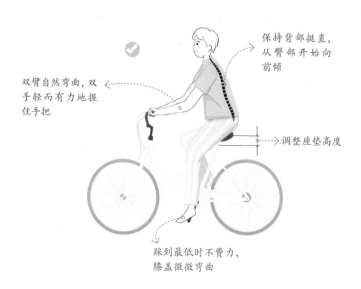

保持背部挺直,
从臀部开始向
前倾

双臂自然弯曲,双
手轻而有力地握
住手把

调整座垫高度

踩到最低时不费力,
膝盖微微弯曲

# 长途开车，
# 腰腿很受伤

　　我曾在某次国庆假期接到一个紧急求助电话，求助者是一个20多岁的小伙子。他开车带着家人出游，因为堵车严重，开了很久才到达服务区。

　　他正准备下车休息，没想到一打开车门却发现自己动不了了，双脚无法迈开，腰和腿都感到剧痛！由于家人都不会开车，该路段又堵车严重，所以只好在电话里向我求助。

　　我在电话里指导他吃完镇痛药后，平躺在后座上休息。休息1~2个小时后，他的疼痛稍微缓解了，我再教他点压对应穴位，并指导他双手扶腰，轻轻、缓慢地左右扭腰复位，直到听到"啪"的一声，他的疼痛明显缓解，又休息了几小时，终于能够开车上路了。

## 长途驾驶，小心脊椎错位压迫神经

　　自驾游本来是一件很开心的事，但驾驶路上损伤脊椎的陷阱却不少！你可能会有疑问，自己经常开车，可没出现过腰腿剧痛的情况啊？这其实是一种侥幸。

　　驾驶车辆时，很多不良习惯会对脊柱造成伤害，但却常常被忽视。比如驾驶座的高度、倾斜角度，身体离方向盘的距离，歪着身体开车，腰部悬空等，均会影响脊柱两侧肌肉的协调性。

　　如果碰上长途驾驶，长时间保持同一个不良的体位，更容易导致脊椎错位，乃至压迫相关神经，轻则导致腰酸背痛腿麻，重则可能导致下车时直不起腰，甚至下不了车的情况。

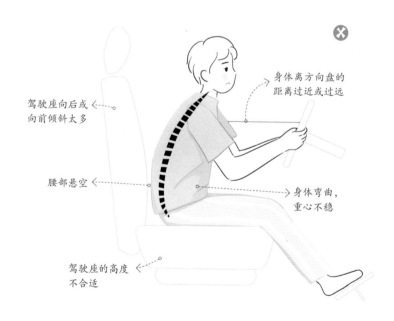

驾驶座向后或
向前倾斜太多

身体离方向盘的
距离过近或过远

腰部悬空

身体弯曲，
重心不稳

驾驶座的高度
不合适

13

## 注意驾驶姿势和休息,缓解腰腿酸痛

驾车时要自然靠在座椅上,腰部最好加个腰垫,颈部也加个颈枕,使腰椎、颈椎保持前凸的正常生理弯曲。

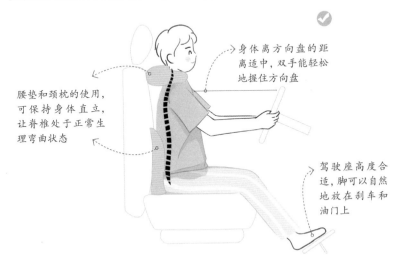

身体离方向盘的距离适中,双手能轻松地握住方向盘

腰垫和颈枕的使用,可保持身体直立,让脊椎处于正常生理弯曲状态

驾驶座高度合适,脚可以自然地放在刹车和油门上

尽量不要长时间驾车,驾车1小时左右最好在加油站或休息区停靠一下,司机下车牵伸一下腰背部,转动一下颈和腰部,做几次下蹲、起立动作,并蹬蹬腿。

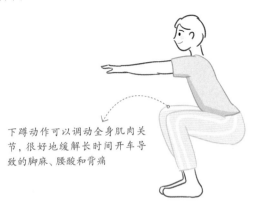

下蹲动作可以调动全身肌肉关节,很好地缓解长时间开车导致的脚麻、腰酸和背痛

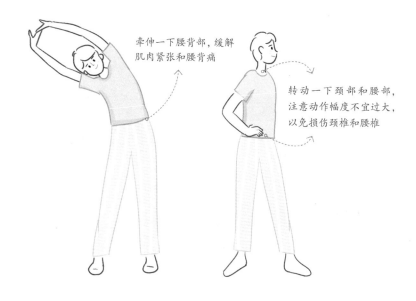

牵伸一下腰背部，缓解
肌肉紧张和腰背痛

转动一下颈部和腰部，
注意动作幅度不宜过大，
以免损伤颈椎和腰椎

　　患有腰椎间盘突出症的患者，购车时最好选择吉普车、商务车这类坐姿较高、腿部伸展空间较大的车型。

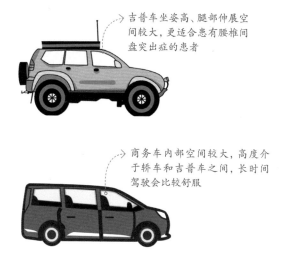

吉普车坐姿高、腿部伸展空
间较大，更适合患有腰椎间
盘突出症的患者

商务车内部空间较大，高度介
于轿车和吉普车之间，长时间
驾驶会比较舒服

# 坐车打瞌睡，
# 竟致大小便失禁

　　有一个患者，他是经常出差奔波的外企高管。一次出差途中因为太过疲乏，就抓紧时间在车上补了个觉，没想到就在他打盹时，司机突然来了个急刹车。猛地惊醒后，他惊恐地发现自己四肢动弹不得，甚至大小便都失禁了！紧急送医院检查后发现，由于猛烈的外力冲击，他的颈椎间盘突出压迫到脊髓，如不紧急手术将导致高位截瘫！所幸手术及时，最终没有导致瘫痪，但仍留下了四肢僵硬、走路麻木等后遗症。

## 坐车打瞌睡，急刹车时最危险

　　舟车劳顿，加上平时工作繁忙，地铁上、公交车上、私家车里，随处可见脑袋像小鸡啄米一样一上一下晃动的"补觉族"。对此我要提醒大家，坐车打瞌睡对颈椎危害非常大。为什么上文里的外企高管打个盹就差点儿截瘫了呢？因为人在睡着的时候，颈部、腰部的肌肉都会处于松弛状态，对脊椎的保护就会相应减弱。而睡着后头部不自觉地耷拉下来,会使颈椎姿势扭曲,加大颈椎的压力。此时再加上汽车晃动、急刹车或高空气流的颠簸,就很容易导致小关节错位,甚至引发更严重的悲剧。

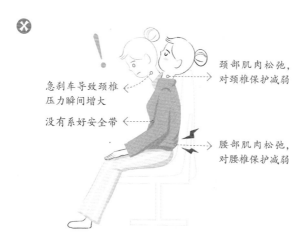

颈部肌肉松弛,
对颈椎保护减弱

急刹车导致颈椎
压力瞬间增大

没有系好安全带

腰部肌肉松弛,
对腰椎保护减弱

## 长途旅行,戴好专业护颈枕

建议坐车时尽量避免打瞌睡,如果旅途很长,实在觉得疲倦需要休息的话,应戴好专业的护颈枕。

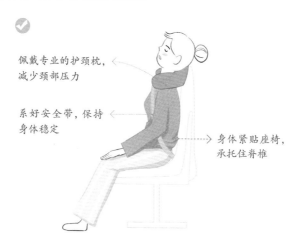

佩戴专业的护颈枕,
减少颈部压力

系好安全带,保持
身体稳定

身体紧贴座椅,
承托住脊椎

# 弯腰捡东西，
# 腰就直不起来了

　　搬重物闪到腰并不奇怪，但捡一张纸也能把腰闪了，你相信吗？我就遇见过这样一个案例。王小姐是董事长助理，有一天她给董事长送文件时，顺手弯腰去捡一张掉落的纸，没想到腰部突然一阵剧痛，再也直不起身。董事长和同事都吓坏了，想扶她坐起来，却发现她痛得无法动弹，只能拨打120急救电话，到医院打了止痛针疼痛才缓解。检查后没有发现严重问题，只是腰椎第3关节、第4关节错位了。我给她进行了一次正骨复位后，症状马上就缓解了，能自行走回家，第二天正常上班。

## 突然弯腰易导致腰椎错位

　　王小姐这样的情况并不是个例。弯腰挪椅子，弯腰捡东西，甚至仅仅是弯腰这个动作，都可能引起腰椎错位。弯腰的时候上身很难保持挺直，而人在转体的时候，身体两侧肌肉受力不均匀，迅速做这两个动作，就很容易引起腰椎关节错位。而王小姐本身就有轻微的腰椎关节错位情况，一弯腰便刺激到了周围神经，导致腰部完全动弹不了了。需要注意的是，如果弯腰后出现腰部疼痛，而且按摩也找不到疼痛点，那么可排除腰部肌肉拉伤的情况，可考虑是关节错位所致。

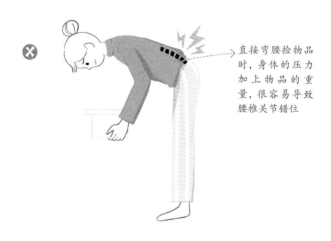

直接弯腰捡物品时，身体的压力加上物品的重量，很容易导致腰椎关节错位

## 蹲下身搬重物时，腰部保持挺直

需要捡东西或搬重物时，先蹲下身体，腰部保持挺直，再用腿部力量站起来。

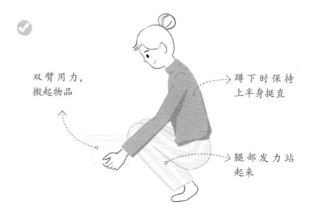

双臂用力，搬起物品

蹲下时保持上半身挺直

腿部发力站起来

# 背单肩包很酷，
# 却容易导致"高低肩"

> 我观察发现，街上的行人大多喜欢背单肩包。女孩子喜欢把手袋挎在手腕上，看上去更温婉，男孩子喜欢把双肩包单背，看上去更"酷"。但是你可能不知道，长期背单肩包的人很容易出现"高低肩"的问题。

## 过重的单肩包易导致脊柱受力不均衡

我发现，受很多人追捧的名牌包大多是单肩包，并且很多人的包沉甸甸的，女性的单肩包里放有化妆品、雨伞、手机等物品，男性则喜欢在包里装电脑、照相机等。背单肩包的人往往习惯长期用同一侧肩膀。包的重量不轻，长此以往，容易导致脊柱受力不均衡，导致高低肩、关节错位甚至脊柱侧弯，不仅影响体态，还可能压迫神经、血管，引起颈肩痛和腰背痛。

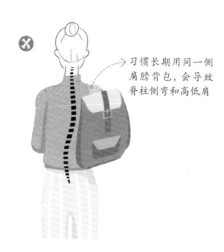

> 习惯长期用同一侧
> 肩膀背包，会导致
> 脊柱侧弯和高低肩

## 单肩包要两肩轮换着背

① 最好选择双肩背包，而且坚持双肩背。

② 不要背负太重的物品。

③ 如果实在想用单肩包，则要经常两边肩膀轮换着来背。

④ 多做肩部运动，如第38页的旋肩通络功和"我没钱"动作。

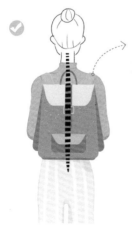

> 背双肩包时脊柱两侧受
> 力均衡，正常站立时，从
> 背面看脊柱呈一条直线

# 睡姿不对,
# 颈椎、腰椎难休息

忙碌了一天之后,终于可以上床睡觉了。这时候,你的睡姿是怎样的?是仰面朝天"大"字躺,还是趴着?或者是蜷着身子,枕着手臂?这些睡姿都不对,它们会让你的颈椎、腰椎难有休息!

## 长时间睡姿扭曲,易损伤颈椎

人在熟睡放松的时候,肌肉和韧带对脊椎的保护能力会下降。如果睡姿扭曲或长时间保持一个姿势,容易引发脊椎错位,让人越睡越累。不良睡姿中,趴着睡最不好,因为头要扭向一侧呼吸,颈部长期处于扭曲状态,容易损伤颈椎。而习惯睡一边,时间久了可能会形成大小脸。蜷缩着睡也不好,长时间扭曲身子容易导致脊椎错位。枕臂入睡则容易引起肌肉酸麻。

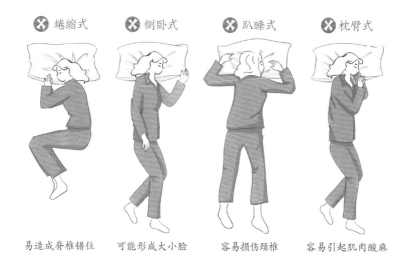

❌ 蜷缩式　　❌ 侧卧式　　❌ 趴睡式　　❌ 枕臂式

易造成脊椎错位　可能形成大小脸　容易损伤颈椎　容易引起肌肉酸麻

## 保持正确的睡姿,并适时变换

睡觉建议仰卧,或者侧卧(左右侧交替)时身体与床呈90度角,切忌趴着睡或扭着身体睡。要适当变换姿势,不要整晚保持同一睡姿。

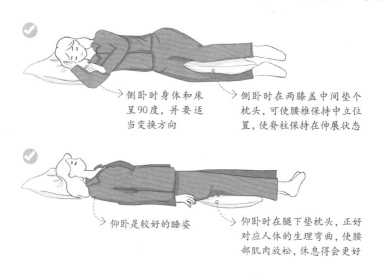

→ 侧卧时身体和床呈90度,并要适当变换方向

→ 侧卧时在两膝盖中间垫个枕头,可使腰椎保持中立位置,使脊柱保持在伸展状态

→ 仰卧是较好的睡姿

→ 仰卧时在腿下垫枕头,正好对应人体的生理弯曲,使腰部肌肉放松,休息得会更好

# 枕头高度不合适，脊柱很受伤

　　不合适的枕头可能是引起颈椎错位的元凶。龙层花教授有次替一名患者进行颈椎复位治疗，令她奇怪的是，患者在纠正错位后就不痛了，但第二天睡醒后又开始疼痛，不得不再次前来就诊。反复几次后，龙教授经追问发现，原来是因为患者的枕头不合适。于是龙教授为患者量了肩宽、颈长和身高，下班后亲自为患者订制了一个合适的枕头并送给他。睡上龙教授订制的枕头后，这个患者的颈椎问题就没再反复了。

## 预防颈椎病，先挑好高度合适的枕头

　　枕头对预防颈椎病重要，对预防颈椎病复发也很重要。睡觉仰卧和侧卧时，颈椎离床面的距离是不同的，所需的枕头高度自然不一样。如果侧卧用仰卧时的矮枕头，那么睡觉时肌肉放松，颈椎在欠缺肌肉的保护下"扭着"，就很容易发生错位。

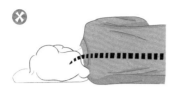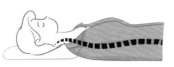

枕头过低，导致侧卧和仰卧时颈部生理弯曲太过

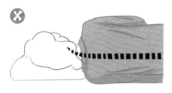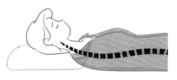

枕头过高，导致侧卧和仰卧时颈部失去生理弯曲

## 仰卧和侧卧选择不同高度的枕头

仰卧时，枕头高度为一竖拳就行；侧卧时，枕头高度是一竖拳加两横指。枕着枕头时，从后面看，脊柱应呈一条直线。不管枕怎样的枕头，脖子必须得到枕头的支撑，不能悬空。

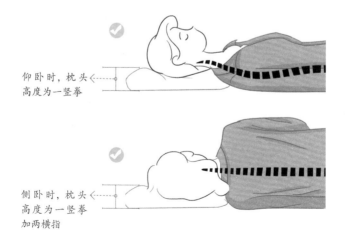

仰卧时，枕头
高度为一竖拳

侧卧时，枕头
高度为一竖拳
加两横指

# 舒服的"水床"
# 睡出大毛病

关于床垫的选择，我这里有一个很经典的案例。我所在的医院有位护士长，她的女儿在澳大利亚读书，有一次放假回来，小姑娘跟家人提起自己常有头晕和腰背酸痛的情况。于是护士长带着她来找我，经拍片检查后发现，她的颈椎、胸椎和腰椎都歪曲得厉害。一个小姑娘，为什么脊椎会扭歪得如此严重呢？一问才知道，小姑娘在澳大利亚一直睡的是"水床"，还说睡起来晃晃荡荡的，很舒服。我告诉她，这个水床正是害她的罪魁祸首！

## 床垫应该软硬适中

水床太软，承托力不稳定，无法保护入睡时的脊椎，因此容易导致关节错位，引发各种神经症状。那是不是硬床对脊椎更好呢？也不是。事实上，床垫太软或太硬都不好。床垫太软，容易使身体下陷，导致驼背、脊柱侧弯；床垫太硬，会增大腰椎间盘压力，加重腰酸背痛。

# 选择合适的床垫

　　我建议，睡觉尽量选择硬板床。睡硬板床并不是说直接睡到硬板上，而是在木板上铺一层褥子之后再睡。当然，软硬度适中的席梦思也是不错的选择。

| 仰卧 | 侧卧 |
| --- | --- |

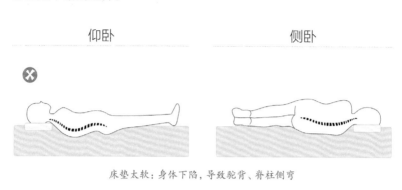

床垫太软：身体下陷，导致驼背、脊柱侧弯

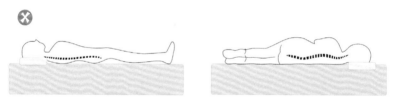

床垫太硬：增大腰椎间盘压力，加重腰酸背痛

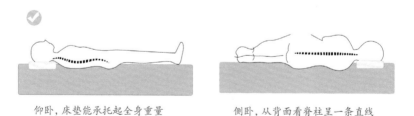

仰卧，床垫能承托起全身重量　　　　侧卧，从背面看脊柱呈一条直线

# 第二章

## 善待肌肉，
## 小疼痛在家就能缓解

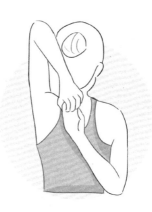

脖子酸痛、肩臂无力、胸闷背痛、腰臀酸麻、腿脚无力、"鼠标手"……这些都是我在临床上经常碰到的问题。很多患者跟我讲，多年的小毛病很难根治，常常回家后没几天又复发了，需要反复跑医院。

　　这一章我会教大家一些在家就能做的小妙招，如推颈抬头功、旋肩通络功等，既能帮助消灭恼人的小疼痛，又能锻炼肌肉，保护关节。

# 脖子酸硬，老忍不住扭动？
# 试试推颈抬头功

　　脖子僵硬酸疼的问题十分常见。我治疗的颈椎病患者有一半以上都在抱怨自己经常感到头昏脑涨，工作时呵欠连天、注意力难以集中，必须扭动一下脖子才能轻微缓解。有的人还有低头、含胸、头颈前倾等不良体态，不但不美观，还会让颈部肌肉僵硬、酸胀，甚至压迫到血管，影响颈部血液循环，导致大脑缺血，头晕乎乎的。久而久之，甚至可能造成颈部生理弯曲变直，引发小关节错位，加速颈椎关节的退行性病变，让人觉得脖子都要撑不住脑袋了。

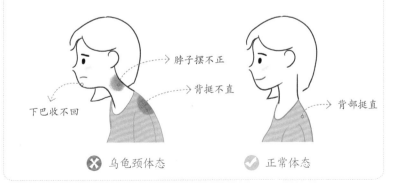

下巴收不回　　脖子摆不正　　背挺不直　　背部挺直

❌ 乌龟颈体态　　　✅ 正常体态

## 三个动作,改善颈椎酸痛问题

如果经常感到脖子僵硬酸痛,可以尝试在手机或者电脑上设置休息时间,建议每工作40分钟就起来动一下,可以做推颈抬头功、颈肩牵拉动作、收下颌运动。只要坚持,你就会有惊人的改变。

### 推颈抬头功

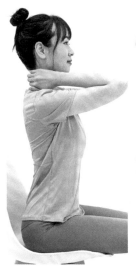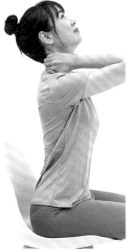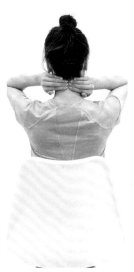

*1.*坐位、站立位均可以,双手指尖相碰放在后颈部。

*2.*缓缓抬头,抬头过程中双手向前往鼻子的方向推颈部,仰头到极限时维持3~5秒。

*3.*慢慢还原后,重复3~5次。手的位置可从上向下放,让颈椎得到充分放松。

## 颈肩牵拉动作

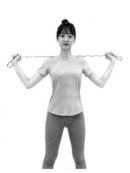 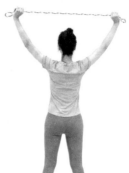 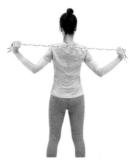

1.把激活带的拉手分别
移到激活带两侧,双手
握紧,肩肘呈"W"形状。

2.核心收紧,保持直立
站姿,吸气时向上。

3.呼气时向下,注意动
作要在肩胛骨相对内收
的情况下进行。每组做
10个,每天做3-5组。

## 收下颌运动

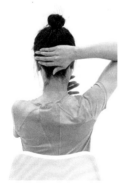 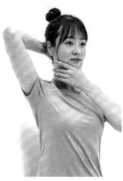 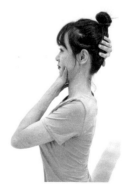

1.左手拇指和食指分
开,置于下巴前方,右
手抵在后脑勺处。

2.左手稍向后用力压下
巴,使头部向后收。

3.右手稍用力向前推,
使头部不后移,感受颈
部后侧肌肉与手对抗发
力的感觉,重复10次。

# "富贵包"不是夺命包，
# 靠墙动作激活深层肌肉

　　有些人的后颈部会有一个鼓包，不痛不痒，俗称"富贵包"。这种"富贵包"在体态比较丰满的中老年女性中更为多见。很多美容院宣称它会引起头晕、头痛，甚至引发心脏疾病，称其为"夺命包"。这完全是错误的说法，是美容院为了推销服务和产品的说辞！

　　事实上，"富贵包"是由皮下脂肪堆积而成的，不会引起头晕、头痛等症状，说它"夺命"更是危言耸听。从解剖学的角度来讲，"富贵包"是骨头后、皮下的脂肪垫，周边没有重要的神经、血管，并不会对健康造成伤害，仅仅是影响美观而已。所谓心慌、胸闷、头晕、心律失常，其实是颈椎和胸椎错位导致的症状，并不是"富贵包"的问题。

## "富贵包"不等于颈椎病

虽然"富贵包"本身无害，但它的形成与肌肉和关节错位有关。低头、含胸、头前倾等不良姿势会使颈部前后两侧的肌肉张力不同。若是颈椎和胸椎发生了错位，局部血液、淋巴循环不畅，造成局部代谢产物和脂肪堆积，就会形成肉眼可见的"富贵包"。需要强调的是，"富贵包"虽然不等于颈椎病，但是会影响颈椎疾病的康复，是颈椎病的预警信号。

## 女性更容易有"富贵包"

向我咨询"富贵包"的患者以女性为多。一是女性皮下脂肪本来就较男性更多。二是女性基础代谢率较低，如果缺乏锻炼，又不注意体态，就容易造成脂肪堆积，形成"富贵包"。更重要的是，女性更关注自己的外形，对影响美观的富贵包更为敏感。

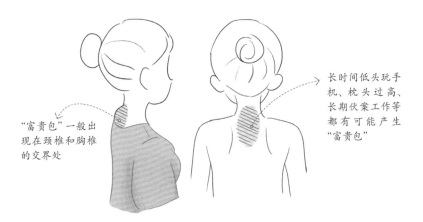

"富贵包"一般出现在颈椎和胸椎的交界处

长时间低头玩手机、枕头过高、长期伏案工作等都有可能产生"富贵包"

# 经常揉一揉可以消除"富贵包"吗

研究发现，头部每前倾10度，颈部后侧的张力就会增加3倍。所以要提醒大家的是，在日常生活中要注意保持良好的姿势、体态，不要把电脑屏幕放得太低，避免长时间低头、含胸、头前倾等，这样才能改善"富贵包"的情况。

"富贵包"光靠揉是没法消除的，因为"富贵包"的出现往往意味着脊椎错位了，需要配合脊椎复位和锻炼来改善，自己在家可以多练习以下动作。

## 靠墙动作激活颈部深层肌肉

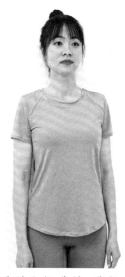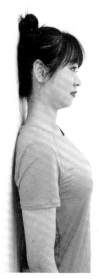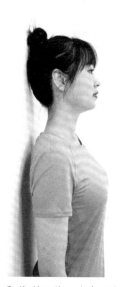

1.站立位，靠墙，背部贴紧墙面，身体挺直，后脑勺贴墙，头部保持中立位。

2.缓慢向后回收头颈部，用后脑勺顶压墙面。感觉颈部后侧肌肉发力的紧绷感。

3.维持5秒，重复8次即可。

# 肩膀一动"咔嚓"响？
# 旋肩动作来帮忙

　　伸懒腰、甩肩膀是大多数人放松时常做的动作。但对于肩膀有问题的患者来说，要完成这些动作可能很艰难。常见的肩周问题包括肩膀活动有弹响，肩关节酸痛、胀痛、钝痛，甚至手臂活动受限，抬都抬不起来，等等。

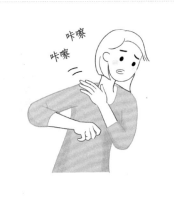

## 肩膀长期前倾是肩周问题的罪魁祸首

　　肩周问题是怎么产生的呢？我发现很多人都有肩膀长期往前倾的不良坐姿（如下图所示），这使得肩胛骨附近肌肉长期处于紧张状态，导致血液运行不佳，肌肉酸胀，严重的话还可能出现肩关节错位，进一步引发脊椎相关疾病。

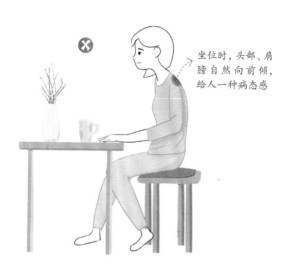

坐位时，头部、肩
膀自然向前倾，
给人一种病态感

## 自测肩周问题的严重程度

我在临床上碰到的肩周问题一般分两种：一种是肩周炎；一种是尚未达到肩周炎程度的肩周早期问题。如何判断自己的肩周问题是早期问题还是肩周炎呢？这里向大家推荐一个自测小方法：两手尝试反扣摸背，看能否扣住双手。如果两手反扣有困难、活动受限，有可能是肩周炎，应尽快到医院就诊。

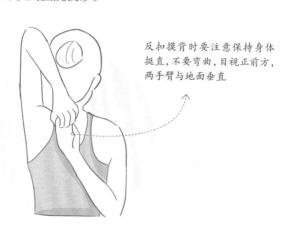

反扣摸背时要注意保持身体
挺直，不要弯曲，目视正前方，
两手臂与地面垂直

# 早期肩周问题缓解锻炼

　　早期肩周问题可以通过下面两个简单的动作来缓解。但肩周炎患者需找专科医生进行诊疗，不建议直接做本节的动作。

## 旋肩通络功

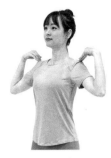 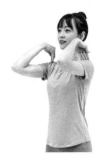 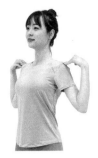

*1.*站立位，双脚分开与肩同宽，双手指尖按在同侧肩关节上面。

*2.*以肩关节为圆心，用肘关节带动整个上肢，做向前旋转的动作10次。

*3.*维持以上姿势不变，再向后旋转10次。

## "我没钱"动作

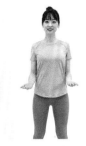 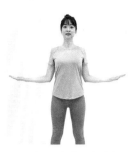 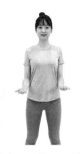

*1.*站立位，双脚分开与肩同宽，上臂紧贴身体，前臂和上臂呈90度，掌心朝上。

*2.*手臂同时缓慢向外打开，在尽头处感受背部稍稍发力的感觉。

*3.*停留2~3秒，回到原始位置，重复10次。

# 胸闷背痛、呼吸不顺，
# 试试"压墙角"

如果你经常感到呼吸不顺，老是跟人抱怨胸闷背痛，且经过检查后没有发现器质性病变，那你一定要自查一下是否有含胸、圆肩、驼背等不良体态（如下图所示），因为它们有可能是导致你胸闷背痛、呼吸不顺的元凶。

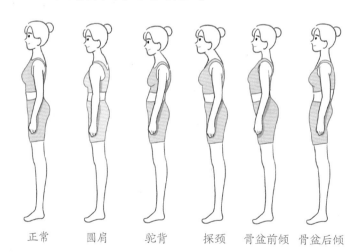

正常　　　圆肩　　　驼背　　　探颈　　骨盆前倾　骨盆后倾

# 按摩不能根除胸闷背痛，改善体态才是关键

一背痛就按摩治标不治本，因为不良体态才是导致胸闷背痛的元凶！因此，要想缓解胸闷背痛，需要先改善含胸圆肩的体态。我们可以通过锻炼增强背部肌肉来改善。

## 压墙角拉伸胸大肌动作

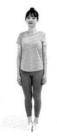 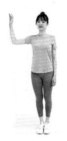 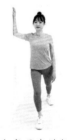

*1.* 选取墙角位置，站立位。

*2.* 手臂扶墙，大臂和小臂的夹角可变化为135度、90度、45度，分别拉伸胸大肌的下束、中束和上束。

*3.* 双脚成弓步站好，身体挺直。不要追求撕裂的感觉，在拉伸过程中，可以调整身体重心，缓慢往前，加大拉伸力度。

## 挺胸旋转功

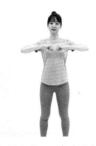 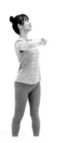 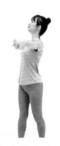

*1.* 站立位，双脚分开与肩同宽，双手掌心朝下握拳，平放在胸前，两拳相触。

*2.* 挺胸，头稍微后仰，腰背部向上伸展，向左右两边旋转身体。

*3.* 幅度由小变大，速度逐渐加快，可重复左右转体3~5次。

# 腰臀酸麻无力?
# 试试坐位臀肌拉伸

　　腰酸软无力,屁股甚至下肢酸麻,捶打腰臀肌肉能轻微缓解;久站、久坐或者走路久了,会觉得腰和屁股酸痛,使不上劲;长时间工作后想站起来,却突然发现自己的腰直不起来了;腰弯不下去,感觉很费力。这些症状也是我在临床中经常碰到的病患问题,大多与不良坐姿有关,比如喜欢跷二郎腿、习惯性"葛优躺"、坐姿歪斜等。由于长期保持腰部悬空、重心偏移的姿势,患者肌肉受力不均衡,最终导致腰臀部位酸麻疼痛。

长时间坐在电脑前跷二郎腿工作,会导致重心偏移,使腰部酸痛,直不起来

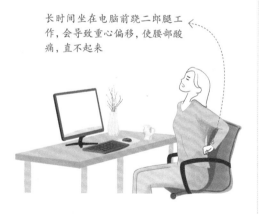

## 姿势对，久坐还是会腰臀酸麻

有的人会疑惑，明明自己坐得端端正正，为什么也出现腰腿痛的问题呢？这是因为长时间固定一个体位，肌肉收缩绷紧，血液循环不通畅，代谢废物排不出去，新鲜血液进不来，乳酸大量堆积，导致肌肉酸痛。同样，长时间站立或行走也可能导致腰腿酸麻的症状。

## 久坐腰臀酸麻，照着下面的动作来缓解

为了避免腰臀酸麻乏力，在保持一个姿势工作或看手机一段时间后，就要站起来走动一下，坐立时不要让腰背悬空，建议在椅子上放一个腰垫。起来活动时捶打腰臀，可以起到缓解部分肌肉紧张的作用，此外还可做坐位臀肌拉伸来放松一下。

**坐位臀肌拉伸**

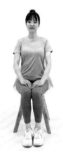 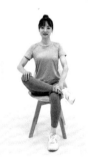 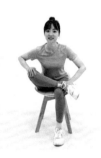

1.坐在凳子中间，脚掌踩稳地面。

2.屈膝，将右脚放在左膝上，右手搭在右膝盖上，左手放在右脚踝处，背部挺直，身体保持稳定。

3.上身缓慢向前、向下压，感觉右侧臀部肌肉拉伸的感觉，俯身到自己可承受的最大强度即可，不要追求肌肉撕裂的感觉，维持30秒，左右交替进行。

# 坐久了腿麻无力？
# 多做拉伸运动就能缓解

经常有白领来找我，说久坐后发现下肢酸软、发麻，感觉走都走不动了；有人抱怨站直腿弯腰时手不能触摸到地面；还有人老是觉得大腿发凉、发紧，甚至出现小腿水肿的情况。我告诉他们，这些都是"坐"出来的病。

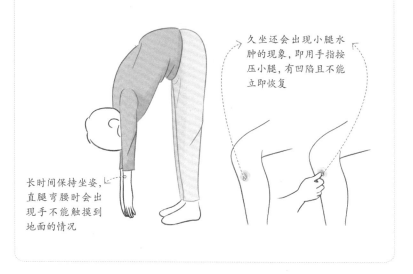

久坐还会出现小腿水肿的现象，即用手指按压小腿，有凹陷且不能立即恢复

长时间保持坐姿，直腿弯腰时会出现手不能触摸到地面的情况

## 久坐导致腰椎病变，压迫下肢神经

为什么坐也能坐出病来呢？那是因为，人体保持坐姿的时候，腰椎承受了较大的压力，随着压力的不断增加，腰椎会产生退行性病变，例如大家熟悉的腰椎间盘突出等，这些病变容易压迫下肢神经，导致大腿和小腿无力、酸麻、疼痛等。此外，久坐还会使得下肢血液循环不畅，导致下肢静脉血栓，轻者走路疼痛、跛行，重则血栓受到挤压进入肺部，引发肺栓塞，危及生命。久坐还会引发下肢水肿，这种现象在乘坐长途飞机的时候可以明显感觉到。

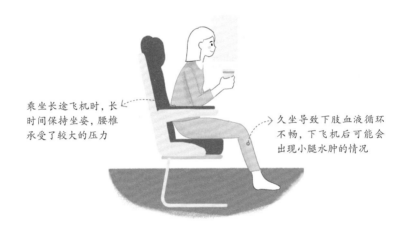

乘坐长途飞机时，长时间保持坐姿，腰椎承受了较大的压力

久坐导致下肢血液循环不畅，下飞机后可能会出现小腿水肿的情况

## 拉伸相应肌群，缓解腿麻无力

虽然保持正确的坐姿（见第3页）能够帮助保护脊柱，缓解腿麻症状，但是"少坐多动"才是解决腿麻、酸软、疼痛问题的根本方法。除此之外，一些针对性的拉伸动作可以帮助锻炼相应肌群，缓解酸软、疼痛等不适。

## 腰背肌拉伸

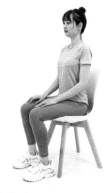 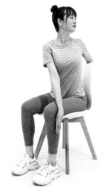 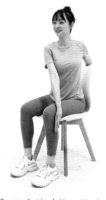

*1.*坐在凳子中间，双脚分开与肩同宽，踩稳地面。

*2.*向左转体，左手放在右侧椅背处，右手手背抵住左侧膝盖外缘，注意保持骨盆、双脚不动。

*3.*双手做对抗，辅助身体右转到尽头，保持30秒，再回正，左右交替进行。

## 小腿三头肌拉伸

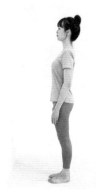 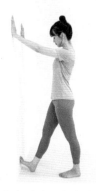 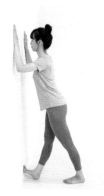

*1.*选择墙角或楼梯的位置。

*2*左脚站直，右脚背屈勾到最大幅度，前脚掌紧贴墙面，保持双腿伸直，双手撑墙。

*3.*通过调整重心，向前移动。加大小腿后侧肌肉的牵拉感，保持30秒，左右交替进行。

# 膝盖酸痛怎么治，多练大腿靠墙蹲

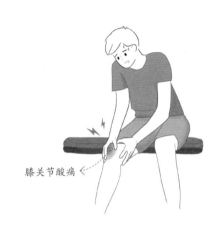

膝关节酸痛 ←

你以为只有老年人才会膝盖酸痛、腿脚发软？事实上，很多中青年患者曾向我反映他们的膝关节有问题。经常在空调房穿裙子的女性，膝关节更容易出现怕凉、酸痛等症状。

## 中青年人膝盖痛，可能是长期不良姿势导致

很多人担心，膝盖经常痛是不是说明自己患上膝关节炎了呢？这倒不必过分紧张。虽然膝盖痛确实是膝关节炎的症状之一，但很多中青年人实际并未达到膝关节炎的严重程度。很多年轻朋友喜欢盘腿坐在床上或者在地上使用笔记本电脑，有的人长期保持下蹲，穿着高跟鞋下楼梯，这些都给膝关节和周边软组织带来不少压力，膝关节四周包括股四头肌在内的肌肉不协调，容易导致膝关节损伤、稳定性不好，引发疼痛。

# 增强膝关节四周肌肉力量可缓解膝盖痛

中青年人膝盖酸痛，首先要排查疼痛是否来源于膝关节内部，是否是早期运动外伤或者不良姿势导致的关节磨损、退化甚至炎症引起的。如果不是，则需要对膝关节四周肌肉引起重视。对于非关节炎引起的膝盖痛，可以通过多练习以下两个动作，增强膝关节四周肌肉的力量来缓解和防复发。

## 靠墙静蹲

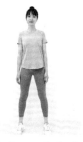 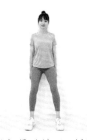 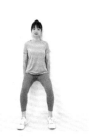

*1.* 站立位，双脚分开，比髋稍宽。

*2.* 背部紧贴墙面，缓慢向下蹲。保持膝盖与第二脚趾头在同一个方向，避免膝盖内外翻。

*3.* 一直蹲到不引起疼痛或抖动的幅度即可，最大角度为屈膝90度。每次维持10-15秒，重复5次。

## 内收肌激活

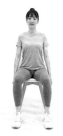 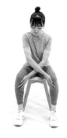 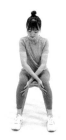

*1.* 坐位，双脚分开，与髋同宽。

*2.* 双手交叉贴住对侧膝盖内侧，双腿用力内扣，同时双手掌向外做对抗。

*3.* 感受大腿内侧肌肉发力的紧绷感，维持10秒，重复5次。

# 崴脚要立即处理，
# 避免二次损伤

　　崴脚是很常见的运动损伤，很多人都有崴脚的经历。老人常说："崴过一次脚，以后常崴脚。"从我的临床经验来看，确实有人在一次崴脚后频繁崴脚。这是因为他们没有把崴脚这事放在心上，认为没有大碍就继续走路，其实踝关节韧带已经出现了损伤。由于没有及时治疗，患处一直未痊愈，所以出现"习惯性崴脚"。

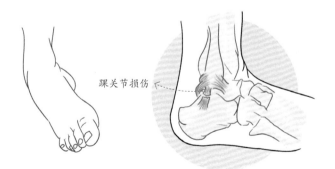

踝关节损伤

崴脚后要注意检查踝关节是否损伤，损伤后
要及时治疗，否则容易出现"习惯性崴脚"

## 崴脚的正确处理方法

崴脚后进行正确处理，就能有效避免二次损伤。同时，就算崴脚后没有出现肿胀和疼痛，不影响走路，也建议到医院进行检查复位。崴脚后的处理，建议遵从以下几个步骤。

① 马上停止走路，减少损伤。崴脚一般会造成关节韧带损伤以及肌肉水肿，强行走路，可能会出现踝关节肿胀、疼痛加重等现象。

② 崴脚后24小时内，用冰袋对受伤的踝关节进行冰敷，每次敷3~5分钟，避免冻伤。

③ 崴脚后24小时内，禁止用热水或活络油对患处做强烈按摩，否则会加重肿胀。

## 崴脚急性期后也要注意保护

崴脚急性期后要尽量避免容易导致损伤的因素，才能防止常崴脚。

① 尽量不穿高跟鞋。

② 避免剧烈的跑跳运动。

③ 在脚部消肿后，坚持一段时间的康复训练。

### 崴脚康复训练

动作过程中注意量力而为，根据自己的情况调节强度，刚开始时动作幅度小是正常的。

 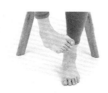 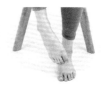

*1.* 坐位，患侧脚抬起，另一脚踩稳地面。

*2.* 足部先做内收动作，然后内翻。

*3.* 再做跖屈，使足部成后旋位。

# 第三章

这些疾病，
原来都是关节错位在捣乱

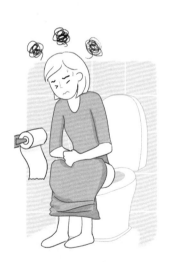

脊柱问题是百病之源，日常生活中出现头痛、头晕、失眠、耳鸣、便秘等不适，究其原因很有可能是脊柱出现了问题。

　　本章我会结合自己遇见的病患案例为大家剖析由脊柱引起的相关疾病。

# 头痛头晕没完没了，原来是颈椎惹的祸

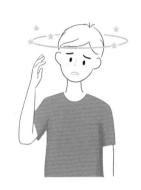

　　38岁的黎先生是一位企业家，3年前一个早上起床时突然站立不稳摔倒在地，之后这种眩晕每周发作两三次，严重影响他的日常生活。后来他被诊断患有梅尼埃病（耳髓失衡），被告知只有使一只耳朵失聪才能治愈他的眩晕。由于实在难以忍受眩晕之苦，黎先生最终做了手术让左耳彻底失聪。但让他崩溃的是，术后过了3天，眩晕再次发作！3个月后他找到我，我最终诊断为第1节、第2节颈椎错位，经过系统的龙氏正骨手法关节复位治疗后，黎先生的眩晕3年未再发作。

## 颈椎错位刺激椎动脉，脑部供血不足引起头晕

　　头部30%~40%的供血任务由椎动脉来承担。第1节、第2节颈椎错位会刺激椎动脉，导致椎动脉痉挛，进而使脑部供血不足，出现头晕的症状。实际上，除了头晕之外，常见的头痛也可能与颈椎错位有关。第1节至第4节颈椎，尤其是第2节、第3节颈椎发生错位会压迫血管、神经，引起头痛或偏头痛。

## 经常昏昏沉沉，先自查颈椎是否错位

如果经常出现打哈欠、昏昏沉沉、困乏、注意力不集中等缺氧症状，甚至出现无先兆的头晕、头痛，就要注意有可能是第1节、第2节颈椎错位了！这时建议及时到脊椎专科或者康复科检查，还可以通过以下几个动作，检查一下自己的第1节、第2节颈椎错位了没有。

### 第1节、第2节颈椎错位自我检查

1.坐位，双手贴着下颌骨。

2.抬头约20度，向左斜上方45度推动下颌骨。

3.再向右斜上方45度推动下颌骨。对比两边活动度有无差异，若旋转角度不足40度，或出现疼痛，则提示关节可能错位。

## 颈椎错位引起头晕，学一下自我复位手法

如果发现自己颈椎错位，可以学习简单的自我复位手法。当然，也可以直接去医院寻求专业医生的帮助。

### 颈椎错位自我修复

1.坐位，保持身体挺直。

2.左手放在后枕处固定，右手屈手掌，抵在下巴处。

3.保持左手不动，右手向右上方轻轻推顶，左右交替，重复3次。一定要注意力度小且缓慢。

# 失眠老治不好?
# "元凶"可能是颈椎病

　　主持人陈先生睡眠质量不太好,平时总觉得"睡着像醒着,醒着像睡着",整天浑浑噩噩。他原本以为这是工作压力大的常见表现,也到睡眠科、神经内科就诊过,因担心服用安眠类药物上瘾并且疗效不佳,他便找到我。我对他的颈椎进行了检查,发现其第2节、第3节颈椎错位。让陈先生没想到的是,仅仅经过一次颈椎手法复位,当晚他就睡得特别香,醒来后人很精神,再也不是睡不醒的状态了。陈先生为此有疑问:平时睡眠不好、经常失眠,为何是颈椎关节错位引起的?

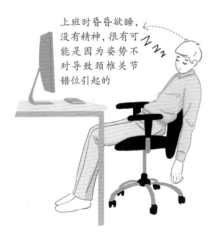

上班时昏昏欲睡,没有精神,很有可能是因为姿势不对导致颈椎关节错位引起的

## 颈椎错位导致自主神经紊乱,引起失眠、头脑昏沉

失眠的原因多种多样,陈先生在找我治疗前已经排除了其他大部分原因。为什么进行手法复位后,陈先生就能睡得好了呢?因为复位解除了颈椎错位对交感神经的刺激。一般来说,失眠多是由自主神经紊乱造成的。在我们的颈椎旁分布着3个交感神经节。如果颈椎错位,就可能压迫、刺激这些交感神经节,引起交感神经抑制或兴奋,从而打破交感神经和副交感神经应有的平衡,导致自主神经紊乱,引起失眠、多梦、头脑昏沉等症状。颈椎复位后,相关神经不再被压迫和刺激干扰,交感神经和副交感神经的调节恢复稳定,睡眠状况自然改善。

长期失眠的患者,如果已经在神经内科进行过检查并接受了常规治疗,但病情仍未改善,哪怕没有颈椎相关症状(但有经常伏案工作、长时间看手机、坐车易打瞌睡、睡觉时姿势不良等习惯的),也建议就医检查是否有颈椎问题。值得一提的是,颈椎问题是否会带来失眠与其严重程度无关,如部分患者颈椎问题并不严重,也没有常见的症状,但也会引发失眠。

## 根据睡眠情况就能知道哪节颈椎有问题

如果是第1~3节颈椎出了问题,刺激了颈上交感神经节,就容易出现难以入睡的症状;如果是第6节、第7节颈椎及第1节胸椎出了问题,刺激了星状神经节,则容易出现早醒现象。

# 如何知道自己的失眠与颈椎有关

　　对于正在受到失眠困扰的患者来说，如果同时或多或少有颈部酸痛、头痛、头晕、眩晕、手麻、上肢酸痛并伴有牵拉感、胸闷、心悸、耳鸣、眼易疲劳等相关症状，可以先自行进行下面的小测试，看是否患有颈椎病。如果有，建议到脊椎专科就医治疗。平时可以做低头复位毛巾操和后颈部自我按摩来放松颈椎。

## 小测试：看看你有没有颈椎病

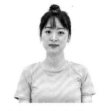 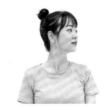 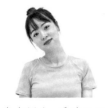

*1.* 坐位，保持身体挺直不动。

*2.* 左右转头，看下巴能否达到锁骨中点。如果两侧活动度未达到标准，但两侧是对称的，也视为正常。

*3.* 左右侧头，看脖子正中线与水平线的夹角能否达到45度。

*4.* 向前点头，看下巴能否贴到胸骨，两者间隔两横指内，也视为正常。

*5.* 向后仰头，看耳根与水平的夹角是否小于10度，小于10度为正常。

## 低头复位毛巾操

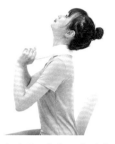 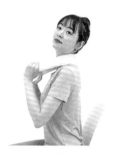 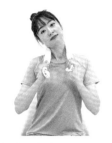

1.坐位,准备一条毛巾,放在颈部的下段,斜向下拉紧毛巾,做低头、仰头的动作。

2.做左、右转头的动作。

3.将毛巾放于颈部中段和上段,做左右侧屈两个方向的动作,各10次为1组,每天3组。

## 后颈部自我按摩

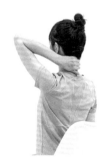 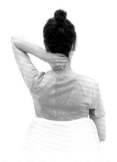 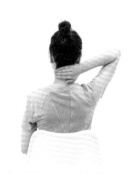

1.坐位,左手手掌贴于后颈部。

2.手掌发力,对后颈部进行拿、捏、按、揉。

3.从上往下,按摩3-5分钟,左右手交替进行。

# 找不到耳鸣的祸根，
# 查一下颈椎

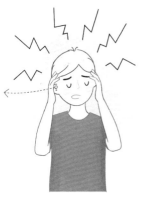

颈椎错位可能
导致耳鸣

只要女儿大声哭喊，陈女士的耳朵就嗡嗡嗡响个不停，什么也听不清！她看过耳鼻喉科，外耳、中耳检查都正常，听力测试也没有问题，就是找不到耳鸣的病因，多年来被折磨得苦不堪言。作为一名资深的记者，陈女士在一次采访中，听我讲解到"颈椎错位压迫到血管和神经也可能导致头晕、耳鸣"时灵光一闪，赶紧去检查，拍片发现果真是颈椎病！经三次正骨手法复位后，她的耳鸣症状完全消失了。

## 第2节、第3节颈椎错位可能导致耳鸣

陈女士感叹，自己作为一名多年专注卫生领域的记者，已拥有比较丰富的健康知识，可也万万没想到折磨了自己十多年的耳鸣竟与颈椎错位相关，更何况一般读者呢？这也是我要把这个案例提出来的重要原因，希望大家予以重视。引起耳鸣的原因很多，那么颈椎问题是怎么导致耳鸣的呢？一般来讲，耳鸣和第2节、第3节颈椎错位有关。

颈椎小关节错位会压迫到血管和神经，使得大脑听神经所在的区域供血不足，从而导致耳鸣。

提醒大家，非耳部原因的持续耳鸣或者听力下降，经五官科排查且通过常规治疗后仍无效果的患者，建议找脊椎专科医生检查上端脊椎有无错位。如发生错位，经3~5次复位治疗后耳鸣即可消失。

## "鸣天鼓"锻炼改善耳鸣

当知道耳鸣可能与颈椎错位有关时，可以尝试做一做"鸣天鼓"的动作，帮助改善耳鸣症状。

### 鸣天鼓

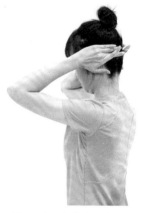 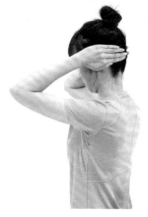

1.双手捂耳朵，手掌稍用力压住耳朵，食指叠在中指上方，紧贴后脑勺。

2.食指用力向后脑勺方向弹击，中指向外弹开，重复10次即可。

# 孩子也有高血压？
# 原来是颈椎病在作怪

　　高压150毫米汞柱，低压90毫米汞柱，你敢相信这是一个5岁小女孩的血压吗？5岁的雯雯常常跟妈妈哭诉自己觉得眩晕、恶心，她甚至还出现了高血压、心动过速的症状。家长带她看过心血管专科、神经科、五官科，做了头颅CT、脑电图、脑血流图、心电图等一系列检查，但结果都很正常，医生只能确诊是自主神经功能紊乱。由于找不到病因，医生们也不知道用什么方法来治疗。一次偶然的机会，雯雯的家人看到报纸上我的关于颈椎病的报道后，便带雯雯到医院找我看诊。经拍片发现，雯雯的第4~6节颈椎发生错位，这正是造成她高血压的"真凶"！

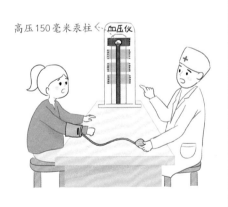

高压150毫米汞柱

血压仪

## 第4~6节颈椎错位,可引发血压变化

颈椎错位是怎么引发高血压的呢? 在人体颈动脉的内壁上附着着压力感受器颈动脉窦,它的任务是将血压控制在合适的范围内。颈动脉窦就好比站岗的"哨兵",当感受到血压变低或变高的信号时,会刺激大脑中枢分泌相应的激素来升压或降压。然而,当人体第4~6节颈椎发生错位时,颈动脉窦可能受到压迫,相当于"哨兵"的眼睛被蒙上了,从而无法识别和传递血压变化的信号,由此引发高血压或者低血压。而通过手法治疗将错位的颈椎复位后,解除了对颈动脉窦的压迫,相当于重新擦亮了"哨兵"的眼睛,因此血压调节可逐渐恢复正常。

## 50岁以下高血压患者,建议检查颈椎是否有问题

50岁以下的中青年高血压患者,要特别警惕自身高血压是否与颈椎问题有关。很多中青年患者会被诊断为原发性高血压,但是如果发现按心血管疾病治疗无效的话,可以考虑到脊柱专科检查一下颈椎。此外,50岁以上反复吃降压药均调整不了血压的患者,也要考虑自身是否有颈椎错位的问题。

## 颈椎好了,不能立即停降压药

目前正在吃降压药,且确诊第4~6节颈椎出现错位的高血压患者,建议继续吃降压药,同时找脊椎专科医生做5~10次颈椎复位治疗。在错位明显改善的情况下,每天监测血压的同时,可将降压药药量减半。若血压平稳,可在颈椎复位1周后停药,并持续监测血压。若接下来的1个月血压保持良好,则可确认高血压与颈椎错位有关。

# 颈部拉伸可缓解因颈椎问题导致的高血压

除了可以参照颈椎错位自我修复动作（见第53页），简单调节复位之外，还可以进行颈部肌肉拉伸，使两侧肌肉达到平衡放松，缓解高血压症状。

## 颈部前侧肌肉拉伸

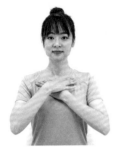 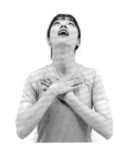 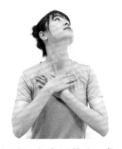

*1*.双手叠放，压在两侧锁骨之间，目视前方，身体挺直坐正。

*2*.张开嘴巴，缓慢仰头到尽头。闭上嘴巴，感受颈部前侧肌肉有轻微的牵扯感。

*3*.缓慢向左侧转头，感受颈部右侧肌肉的拉伸感，维持30秒，左右交替进行。

## 颈部侧方肌肉拉伸

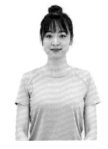 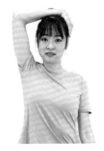 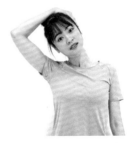

*1*.坐位，身体挺直坐正。

*2*.左手放在身体的左侧，抓住凳子，右手掌越过头顶，贴在左侧耳朵上方。

*3*.右手缓慢推动头，向右侧侧屈。感觉左侧的肌肉有牵扯感，维持30秒，左右交替进行。

# 胸闷憋气，
# 没想到是胸椎出了毛病

　　企业高管林先生是位马拉松爱好者。在一次训练中不慎摔倒后，他常出现憋气、胸闷和背痛的情况。症状持续了一年多都没有好转，在马拉松训练中林先生明显感觉到肺活量下降了。我经过检查发现，林先生的第3~6节胸椎出现了错位，于是我给他进行了胸椎复位治疗。刚做完一次胸椎复位，林先生立马长呼了一口气，顿时感觉能畅顺地呼吸了。林先生说，之后他参加马拉松训练和比赛再也没有出现憋气、胸闷的情况。

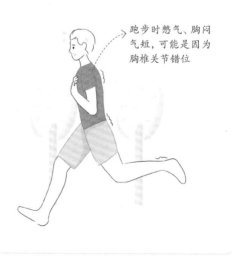

跑步时憋气、胸闷气短，可能是因为胸椎关节错位

## 胸椎错位压迫神经导致胸闷憋气

林先生一年来的胸闷、憋气症状，是摔倒后胸椎错位引发的。由于没有骨折，他一直没有发现自己的胸椎出了问题。胸椎错位为什么会导致胸闷、憋气呢？原来，在胸椎附近分布着支配肺脏的神经，胸椎错位压迫到这些神经会影响肺活量，导致呼吸不畅。除了摔倒，经常有不良姿势的人也可能发生胸椎错位的情况。

颈椎、腰椎活动度大，较容易产生颈椎病、腰椎间盘突出等症状，通常能得到患者的及时关注，但胸椎问题却往往被忽略。有胸廓的依托和固定，胸椎相对来讲比较稳固，但需要注意的是，长期姿势不正确或者剧烈扭摔碰撞，也会导致胸椎错位或棘突侧弯等病变。更糟的是，胸椎一旦错位，便很难自我复位和缓解，因此像林先生这样拖延一年多都没有发现的案例并不罕见。

## 用三个动作判断胸闷是否与胸椎错位有关

胸椎发生病变后，患者往往感觉不到病变局部有不适，他们感觉到的是胸闷、胸痛等类似冠心病的症状，或者是肋间疼痛，因此被误诊为心血管疾病或肋间神经痛的情况普遍存在。

一般来说，引起胸闷憋气的原因有很多。经过常规检查排除了心肺疾病又找不到病因的胸闷、憋气，如何初步判断其与胸椎错位有关呢？不妨试试吊单杠、胸椎灵活练习（抓肋旋转）、挺胸旋转功（见第40页）这三个方法，如果坚持一段时间后症状有所缓解，就说明胸闷很可能是由胸椎问题引起的。

## 吊单杠

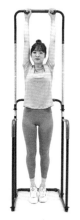 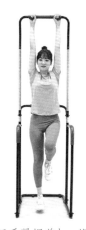 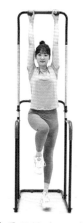

1. 双手伸直，手掌朝前抓紧单杠，身体放松。

2. 双手紧握单杠，维持30秒至1分钟。力量不足时或出现抖动等情况，应及时停止。

3. 力量足够时，可尝试单腿向下蹬腿3次，左右交替进行。

## 胸椎灵活练习（抓肋旋转）

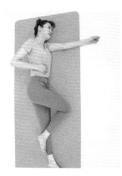 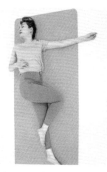 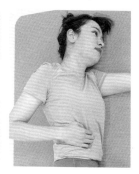

1. 左侧卧在瑜伽垫上，左肩可稍向前伸，左腿伸直，右腿屈膝90度，躯干保持挺直，与地面呈90度。

2. 右手手掌放在肋骨处。吸气时不动，呼气时从上往下抓肋，依次从胸部上方到胸部下方再到浮肋处，并慢慢向右转动躯干。

3. 左右各重复6次即可。注意吸气时不要耸肩，尽量使用腹式呼吸。

# 胸椎错位也可能
# 导致"心脏病"

　　这是来自我所在医院心内科的一个案例。80岁的张老先生患有"心脏频发性室性早搏"多年，早搏次数常年在每24小时8000~12000次之间，常出现胸闷、心慌、全身疲乏的症状，反复在多家三甲医院心内科诊治却一直没有好转。一天，张老先生因病情突然加重而入院治疗，可是针对频发早搏，吊针、吃药治疗了10天，病情还是没有好转。康复科医生在会诊时发现，张老先生的第3节、第4节胸椎错位了。我用龙氏正骨法轻柔地把错位的胸椎纠正后，张老先生的胸闷、心慌症状顿时消失了。又经过一次胸椎正骨疗法治疗，张老先生的情况明显好转，室性早搏次数下降到每24小时143次，老人家高兴地出院了。

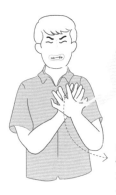

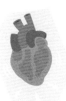

经过长期治疗，心慌、胸闷的症状仍不见好转，可以查一下胸椎是否错位

## 纠正错位的胸椎,心脏疾病可能得到缓解

临床研究显示,心动过速往往与上段颈椎错位有关,心动过缓与中段颈椎错位有关,而心肌缺血、心脏早搏则与第1~4节胸椎错位有关。在人体内部,颈椎和胸椎附近伸展着的密密麻麻的交感神经节共同组成了"心丛"来支配心脏。相应脊椎错位后压迫到神经,导致交感神经功能低下,副交感神经就会变得兴奋,以致冠状动脉发生痉挛性收缩,引发心肌缺血、心绞痛等心脏疾病。如果胸椎错位的压迫偏于一侧,便会导致心脏异搏点出现,引发心慌、胸闷等心律失常症状。这也叫作"颈心综合征"。

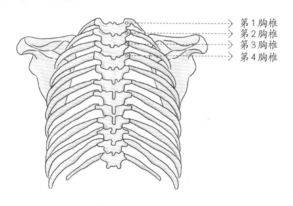

第1胸椎
第2胸椎
第3胸椎
第4胸椎

## 如何判断"心脏病"与胸椎错位有关

除了阵发性胸痛、心绞痛、心脏早搏等症状外,颈心综合征还会出现肩背部不适等症状,通常持续5~10分钟能够自行缓解,一般与体位或者情绪有关。颈心综合征往往容易被临床医生和患者本人忽略,在此提醒大家,如果出现胸闷、胸痛,首先要去医院检查心脏有无器质性改变。若经心电图检查后仍查不出原因,就要考虑是否为颈心综合征。值得注意的是,被心内科确诊为心脏问题,但常规治疗后效果不好的患者,也要考虑是否有胸椎错位的问题。

## 保护胸椎也是保护心脏

① 防止姿势不良（如斜靠在沙发上休息、坐车时睡觉等）及外伤。

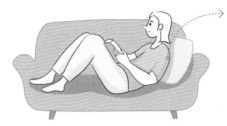

斜靠在沙发上看书、休息，胸椎长时间处于挤压状态，会破坏脊椎原有的稳定性和平衡状态

② 保持正确的坐姿：坐下后整个背部靠着椅背，小腿和大腿之间角度不要小于90度。

③ 平时工作坐姿时间过长者可按时吊单杠，促进胸椎的"整和"。

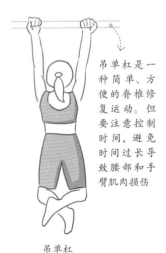

吊单杠是一种简单、方便的脊椎修复运动。但要注意控制时间，避免时间过长导致腰部和手臂肌肉损伤

吊单杠

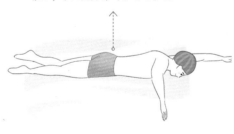

游泳对身体的锻炼是全方位的，缓慢的自由泳让人体处于放松和伸展的状态，同时脊椎所承受的压力也很小，可以使其得到很好的修复

自由泳

④ 游泳对脊椎整体有很好的作用，尤其是缓慢的自由泳。

⑤ 不要睡过软的床。

# 长期胃溃疡，
# 竟是脊椎病惹的祸

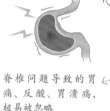

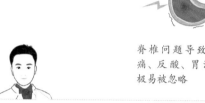

脊椎问题导致的胃痛、反酸、胃溃疡，极易被忽略

　　34岁的欧先生在3月的胃镜检查中发现胃幽门前部有黄豆大的溃疡，6月胃镜复查发现溃疡扩大了1厘米多，一个多月后复查仍没有好转。胃痛让欧先生晚上难以入睡，只能入院治疗。但住院期间中西药治疗均无效，医生建议欧先生择期进行手术。同年8月体检时，康复科医生发现欧先生的第6~8节胸椎发生错位，背部组织劳损广泛。经龙层花教授进行1次胸椎复位治疗后，已停用胃药的欧先生当晚明显感到胃痛减轻，可以顺利入睡了。经过3次治疗，欧先生的胃痛反酸基本消除，胃口也好起来了。前后经过手法复位治疗共8次，欧先生的胃痛症状完全消失。遗憾的是，由于欧先生拒绝再做胃镜复查，仍按原计划于同年10月做了胃次全切除术。令人惊讶的是，切下来的标本竟显示欧先生的胃幽门前部组织溃疡已完全愈合！

## 胸椎错位使胃黏膜保护能力下降，胃酸分泌增加

胸椎复位还能治胃溃疡？这听上去难以置信，但欧先生这样的案例并不少见。我行医多年遇到过不少类似的患者，虽然不至于像欧先生这样挨了一刀，但也在胃溃疡的治疗上走了不少弯路。绝大部分人认为胃溃疡是消化系统疾病，一直用药治疗，但溃疡症状却没有因此改善甚至还会加重。谁能想到胃溃疡竟然与脊椎问题有关呢？

事实上，人体支配胃和十二指肠的交感神经是从第5~8节胸椎发射出来的。如果相应节段的胸椎发生错位，一方面会压迫到交感神经，使其受抑制，导致胃壁的血液循环降低，胃黏膜保护能力下降；另一方面，副交感神经兴奋，导致胃酸分泌增加，增加溃疡发生的风险，从而引发胃溃疡。

## 自检胃痛是否和胸椎错位有关

导致胃、十二指肠溃疡的因素有很多（比如幽门螺杆菌等），脊椎问题只是其中一个容易被忽略的方面。如何初步判断胃痛与胸椎错位有关呢？坚持每天热敷背部中间，做一做挺胸旋转功（见第40页）、吊单杠（见第65页）、背阔肌拉伸。如果症状有所缓解，说明胃痛与脊椎相关，建议再找康复科医生诊断及治疗，让胃痛更快地治愈。

## 热敷背部中间

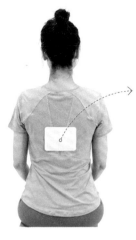

使用暖宝宝热敷背部既方便又简单。使用过程中注意隔着衣服，根据热度及时调整，以免低温烫伤

## 背阔肌拉伸

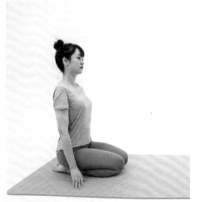

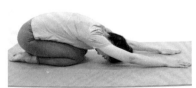

*1.*双腿并拢，跪坐在瑜伽垫上，跪不下去可以选择跪在床的边缘，把脚放在床沿，排除踝关节的影响。

*2.*做婴儿跪式，双手保持伸直，向前推，臀部尽量向下坐，感受背部肌肉牵拉的感觉。

# 便溏、便秘，
# 竟然是胸椎和腰椎"闹不和"

　　40多岁的吴女士找我看颈椎病，无意中说起自己十年来一直大便不成形，总治不好。我一听便心中有数，帮她做了腰椎的检查，结果发现她的胸椎与腰椎交界处的确出现了错位，由此诊断她的长期便溏是错位造成的胃肠交感神经紊乱所致，于是给她做了一次复位治疗。治疗后第二天，她充满惊喜地告诉我，十年来终于第一次看到自己成形的大便了！

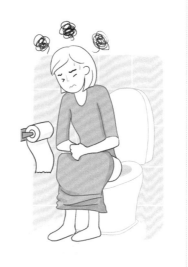

胸椎与腰椎交界处的错位会造成胃肠交感神经紊乱，引起便溏、便秘

## 胸椎、腰椎错位影响肠蠕动,导致便溏、便秘

　　脊椎和排便有什么关系呢？其实,支配结肠的神经和胸椎、腰椎是密切相关的。第9胸椎到第2腰椎发生错位会压迫、刺激支配结肠的交感神经,导致结肠功能紊乱。如果交感神经受到压迫而功能低下,则副交感神经兴奋,肠蠕动增强,使肠壁细胞处于活跃的状态,导致大便不成形。如果错位导致炎性刺激,使副交感神经受抑制,肠道蠕动受影响,则会引发便秘。

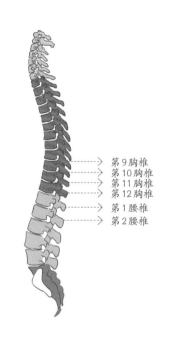

第9胸椎
第10胸椎
第11胸椎
第12胸椎
第1腰椎
第2腰椎

## 保护好脊椎,避免便溏、便秘

① 选用软硬适中的床垫(见第27页)。

② 注意搬抬重物的姿势(见第19页)。

③ 经常做颈部、腰部保健操——挺胸旋转功(见第40页)。

④ 做适量的运动如游泳、打太极拳、吊单杠(见第65页)、倒走等。

⑤ 定期找专业的医生检查或进行保健治疗。

# 第四章

好姿势、好习惯，
从娃娃抓起

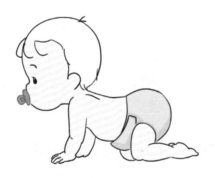

俗话说:"站如松,坐如钟,行如风,卧如弓。"意思是站着要像松树那样挺拔,坐着要像钟那样端正,行走要像风那样快而有力,卧着要像弓一样弯曲。这句话描述的是人做四种动作的正确姿势,对孩子来说,只有保持正确的姿势,身体才能正常发育。

　　在下面的内容里,我将通过列举一些危害儿童和青少年脊柱健康的现象,如歪着身体写作业、午休睡课桌、走路八字脚等,来讲讲孩子最容易出现的脊柱问题。

# 宝宝吃奶后呕吐，
# 有可能是抱的姿势不对

　　我经常看到一些新手妈妈在面对初生的宝宝时措手不及的样子，她们不知道如何抱好怀里的小可爱。而当不太亲近宝宝的人去抱宝宝的时候，宝宝就会哭闹不止。难道几个月大的宝宝也会认生吗？其实不是，你会发现当那些有经验的老人家抱起宝宝的时候，宝宝很乖巧，完全不哭闹，这是怎么回事呢？

## 正确抱姿：宝宝腰背呈直线，托住脖颈部位

　　其实宝宝不让你抱，很多时候并不是因为他认生，而是抱宝宝的姿势错了。不到3个月的宝宝，其颈部肌肉比较薄弱，而且还不太会做抬头动作，因此抱宝宝的时候要特别注意保护他们的颈椎。3个月到半岁以内的宝宝，其头部肌肉相对稳定，已经能够很好地控制头部活动，比如自主抬头。这个时候更多的是要保护他的腰和背，因为宝

宝的腰背肌此时还不够发达,如果被抱起的宝宝没有保持腰背肌在同一直线上,很容易出现腰侧弯,或者是整个腹部被挤出褶皱。很多小宝宝在吃奶后没有得到正确的抱姿,就会出现腹胀或呕吐。

面对身体松软的小宝宝,如何把握抱他们的正确姿势呢?不管是横抱还是竖抱,首先一只手要托住宝宝的腰部和背部,即整个腰背肌区域,并使其保持在一条直线上,同时另一只手托住宝宝的脖颈部位。

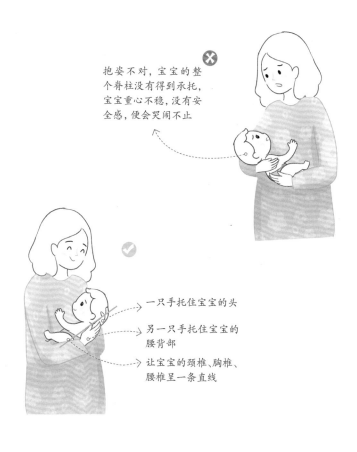

抱姿不对,宝宝的整个脊柱没有得到承托,宝宝重心不稳,没有安全感,便会哭闹不止

一只手托住宝宝的头

另一只手托住宝宝的腰背部

让宝宝的颈椎、胸椎、腰椎呈一条直线

# 早早用学步车，
# 小心脊椎受不了

　　看到别人家的宝宝可以踉踉跄跄走路了，不少人觉得自家宝宝也不能落后，于是赶紧买来学步车让宝宝练习。可是宝宝学走路有一个最佳时期，并不是越早越好，否则容易伤害脊椎。我遇到过一个典型案例，一位妈妈因自家1周岁的宝宝踮脚走路、步态不稳找到我，当她告诉我宝宝10个月大的时候开始用学步车练习走路时，我就大概猜到宝宝的问题出在哪儿了。要知道，过早学习走路，尤其是使用学步车的宝宝，除了可能出现走路不稳、踮脚走路伴有O形腿外，将来也很容易出现驼背的情况。

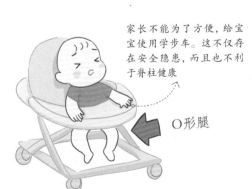

家长不能为了方便，给宝宝使用学步车。这不仅存在安全隐患，而且也不利于脊柱健康

O形腿

## 使用学步车易导致 O 形腿

使用学步车辅助宝宝走路，宝宝尚未发育好的下肢骨骼，特别是膝盖部分，将难以承受自身体重，很容易导致O形腿、骨骼畸形的情况。在学步的初始阶段，因为整个脚掌的踩地能力还没有形成，所以使用学步车的宝宝会习惯性地用脚尖踩地，并在脱离学步车后仍然保留这个习惯。

## 宝宝需要用爬行来练习腰背肌

实际上，宝宝发育有自身的规律。人们经常说，"三个月抬头，六个月能坐，一周岁能走"。通常未满1周岁的宝宝，脊柱周围肌肉的力量还不够，肌肉协调性差，必须先练习爬行，锻炼好腰背肌后再学习行走，这时大脑中枢才有时间来调节设置"行走"这一功能。从爬到走是一个不断适应的过程。

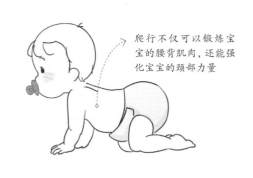

爬行不仅可以锻炼宝宝的腰背肌肉，还能强化宝宝的颈部力量

## 1周岁以前不要着急要求宝宝学走路

家长要尽可能了解宝宝脊柱生长发育的规律，尤其是在走路这件事上，不必着急要求1周岁前的宝宝学走路。宝宝必须经历足够的"爬行"，让整个腰背肌得到足够的训练，尤其是力量和协调性。尽量不使用学步车，特别是高度与宝宝身高不匹配的或者存在安全隐患的学步车。

# 走路八字脚，
# 骨盆、腰椎难健康

　　小孩子刚学走路时，经常会有内八、外八等不标准姿势，但很多家长并不注意纠正。然而，对于幼儿而言，如果不及时纠正步态，不但长大后走路姿势不美观，还会引发骨骼发育问题。曾有一个3岁的小患者因内八字步找我就诊，一经检查，我发现他是扁平足，足跟内收，双侧髋关节内收肌紧张。还有一个6岁小朋友因外八字步前来就诊，检查显示他也是扁平足，前足外翻，足跟外翻，双侧髋关节外展外旋肌紧张。

## 走路八字严重会导致骨盆倾斜

　　无论是内八还是外八，都会增加膝关节压力，引发关节疼痛、骨骼变形，可能造成X形或O形腿，严重的还会导致骨盆倾斜，进而引发腰椎错位。面对这样的情况，我通常会给孩子定制扁平足矫正鞋，矫正扁平外翻足。同时配合肌肉牵拉训练，一般3个月后步态基本能够改善。

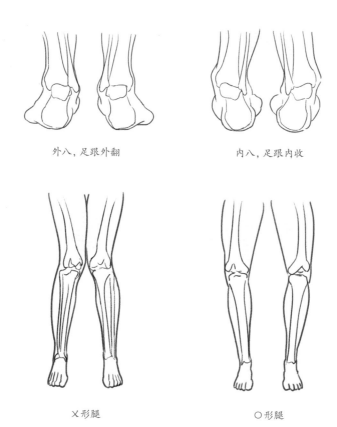

外八，足跟外翻　　　　　　　内八，足跟内收

X形腿　　　　　　　　　　O形腿

# 内八字步矫正

① 避免"W"形坐、趴睡等不良生活姿势。

② 可以通过内收肌拉伸、臀中肌激活练习(蚌式)来牵拉髋关节内收肌,激活髋外展肌。

## 内收肌拉伸

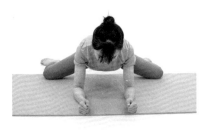 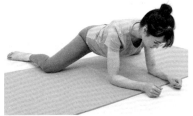

*1*.跪在瑜伽垫上,保持双腿屈膝向外打开,双手放在身体前方做支撑。

*2*.臀部缓慢下压,双腿逐渐向两侧打开。感受大腿内侧肌肉的牵拉感,维持30秒。

## 臀中肌激活练习(蚌式)

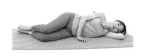 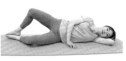 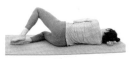

*1*.左侧卧在瑜伽垫上,双腿并拢,屈膝90度,保持双腿紧贴。

*2*.呼气时膝盖缓慢打开,吸气时回收。

*3*.骨盆保持不动,感受臀部发力紧绷感,左右两侧交替进行。

# 外八字步矫正

① 可以给孩子定制扁平足矫正鞋。

② 避免盘腿坐等不良生活姿势。

③ 通过练习髋外展肌拉伸、内收肌激活，牵拉髋关节外展外旋肌，激活髋内旋肌。

## 髋外展肌拉伸

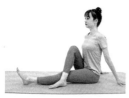 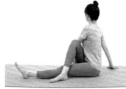 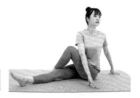

*1.*坐在瑜伽垫上，保持左腿伸直，右腿屈膝，右脚掌绕过左膝，放在左侧。

*2.*身体向右侧慢慢转体，至双手放在身体右侧，维持30秒。

*3.*感受臀部外侧肌肉牵拉感，然后再换另一侧练习。

## 内收肌激活

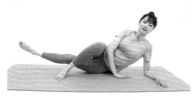 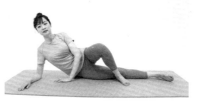

*1.*侧卧在瑜伽垫上，左手手肘撑起身体。右腿屈曲放在左腿前方，左腿伸直，向上抬左脚，维持2秒。

*2.*再缓慢放下。左右交替进行，左右各10个为1组，每天可做3~5组。

# 孩子视力下降，
# 可能是脊椎出现了问题

　　走在街上，常常能看到一些小孩子的鼻梁上架着一副眼镜。你可能会觉得现在小孩子近视太普遍了，没必要大惊小怪。但如果我告诉你，这些孩子出问题的地方可能不是眼睛而是颈椎，你相信吗？

　　我就接触过一个一开始被诊断为近视，最后却发现是脊椎问题的"小不点"——5岁的明仔。明仔小小年纪已经戴了1年的近视眼镜。明仔妈妈说，明仔1年前不慎从床上摔下来后，眼睛出现不适，随后视力就慢慢下降了，于是戴上了100多度的近视眼镜。原本是康复科患者的妈妈抱着试一试的心态把儿子带到我面前，我给明仔检查后发现，他的第1节、第3节颈椎小关节发生了错位，压迫到了视神经，所以才引起视力下降。经过几次手法推拿治疗后，明仔的视力明显好转，也不需要戴眼镜了。

# 脊椎关节错位影响眼部供血，导致孩子视力下降

明仔并不是个例。导致孩子近视的原因有很多，其中一个就是颈椎外伤。很多孩子在我为他们纠正颈椎小关节错位之后，都会觉得眼睛明亮了许多，不少成年人也有这样的感受。通俗地说，脊椎小关节错位影响眼部供血，甚至压迫视神经时，就会影响视力。但目前临床上对视力下降只专注于眼科治疗，很少有人注意到眼科之外的原因。

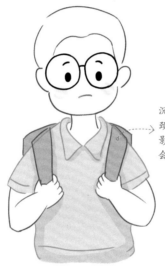

沉重的书包让孩子的颈椎压力变大，不仅影响孩子的体态，还会导致近视

除了外伤之外，孩子的不良姿势（如扭曲打闹、趴着睡觉等）也会引起颈椎小关节错位，可能压迫眼周神经，引起眼部症状（如视力下降等）。如果短时间内孩子视力下降太快，并且有脖颈不适的症状，除了眼科查视力之外，还要注意是否有脊椎问题，必要时应去脊柱专科就诊。

# 反复头晕，
# 原来是趴着睡惹的祸

　　孩子睡觉喜欢动来动去，睡相千姿百态，看起来很可爱。但是睡姿长期不讲究，引发的后果可能很严重！有一个6岁的小朋友，因为反复头晕找不到病因，来找我治疗。经检查，我发现他颈椎小关节错位了，脖子"扭曲"得厉害。我一开始怀疑是受伤导致的错位，但孩子爸妈却说，孩子从来没受过什么外伤。详细询问了孩子的生活习惯后我才明白，原来是家长以前看某文章里说小孩子趴着睡好，就让孩子从小养成趴着睡的习惯，没想到趴出了这么严重的颈椎错位。我给孩子进行了3次复位治疗，并叮嘱他逐渐改变睡觉习惯之后，这个孩子的颈椎错位得以纠正，头晕症状也消失了。

## 趴着睡容易导致颈椎扭曲,引起头晕

为什么趴着睡会睡出颈椎病呢?这是因为入睡时颈部肌肉放松,其对颈椎的保护变弱,颈部肌力薄弱的孩子就容易出问题。且趴着睡觉容易使颈椎扭曲,在缺乏肌肉力量保护的情况下,颈椎很容易发生错位,压迫椎动脉,引起头晕、注意力不集中等毛病。同时,趴着睡会使胸肺受到压迫,影响呼吸,醒来后人会感觉"气短"。

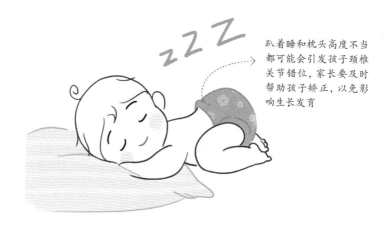

趴着睡和枕头高度不当都可能会引发孩子颈椎关节错位,家长要及时帮助孩子矫正,以免影响生长发育

## 让孩子仰卧或90度侧卧,并定制合适的枕头

正确的睡姿应该是仰卧或者90度侧卧,家长平时要注意观察孩子的睡姿,如果孩子睡得歪七扭八甚至趴着睡,要及时帮助孩子矫正和移位。另外,孩子由于体形较小,不适用大人的枕头,有条件的话可以给孩子定制一个枕头。如果孩子已经出现诸如气短、头晕的症状,可能是已经发生了小关节错位,要及时到脊柱专科就诊。

# 午休睡课桌，<br>孩子成"虾米"

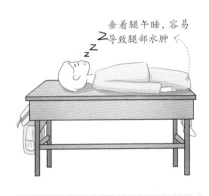

垂着腿午睡，容易导致腿部水肿

所谓"中午不睡，下午崩溃"，午睡对下午保持良好的精神状态相当重要，尤其是对正处在成长阶段的孩子而言。然而学校离家远，大人要上班，校外托管不放心，不少孩子只能把几张桌子或椅子拼在一起，拿几本书当作枕头，用"睡课桌"完成午休。随着年龄的增长，小小的课桌难以安置孩子们逐渐长高的身体，孩子们只能蜷缩成"虾米"，或把腿竖起来、垂下去入睡。

## 用不良姿势午睡会伤脊椎

你可能会说，中午能躺着睡一会儿就不错了，这不算什么问题。但事实上，长期蜷缩入睡，身体和脖子扭曲，舒展不开，会造成前胸和后背的肌肉力量不均衡，容易导致胸椎小关节错位，对脊椎尚未发育成熟、肌肉力量薄弱的孩子伤害尤其大。如果错位压迫椎动脉，引

88

起供血不足，就容易出现明明中午睡了一觉，但下午却仍觉得头晕、胸闷、注意力不集中的问题。而竖着腿或垂着腿睡觉，还可能导致肌肉紧张，腿部水肿。

## 午休借助午休枕，起来做做保健操

如果条件实在不允许躺着睡，那就借助午休枕，头部两侧轮流趴着睡，不要长期趴向一边。午休起来后，可以顺带做开胸后仰功和引身舒脊功，简单易学，一起来看看吧！

### 开胸后仰功

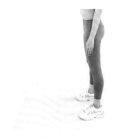 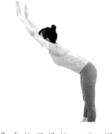

*1.* 面对一面墙站立，双脚稍微分开。

*2.* 双手伸直，贴紧墙面。

*3.* 身体尽量往下压，保持腰背平直，维持3-5秒，重复3-5次。

### 引身舒脊功

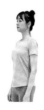 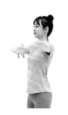 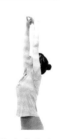

*1.* 站立位，双脚稍微分开。

*2.* 双手十指交叉，反掌向上举过头顶。

*3.* 带动整个身体向上伸展，仰头，双眼看向双手，维持3-5秒，重复3-5次。

# 游乐园大摆锤
# 玩出脊椎错位

　　游乐园是孩子最爱去的地方，海盗船、过山车、旋转木马每一处都充满欢声笑语。但是家长要注意了，并不是所有游戏项目都适合孩子玩。

　　曾有一个8岁的小朋友，在家人带她去游乐园玩耍之后，当天晚上就出现了背痛的症状，并且会不由自主地摇动肩膀。家人一开始以为她是疲惫了，并没有太注意。但拖了一周还没有好转，就来找我看病。经过检查，我发现小女孩胸椎和颈椎的一些小关节发生了错位，经过一次复位治疗后，小女孩的症状基本缓解。后来询问家长，家长告诉我孩子那天在游乐园玩了大摆锤和海盗船。我告诉他们，这两个游乐项目就是引发孩子胸椎和颈椎错位的罪魁祸首。家长很惊讶，怎么坐个大摆锤和海盗船都会引发脊椎病呢？

## 剧烈摆动易导致孩子脊椎局部错位

事实上,游乐园里的很多项目都不适合孩子玩,比如大摆锤、海盗船、过山车,它们均有快速、大幅度摆动的特点,而孩子肌肉力量较弱,不足以保护脊椎抵抗冲击力,颈、背关节容易在快速摆动中被扯歪,最终出现局部错位。

大摆锤摆动幅度大且速度快,对孩子的脊椎有一定的冲击力。孩子肌肉力量弱,动作幅度稍大,很容易导致脊椎错位

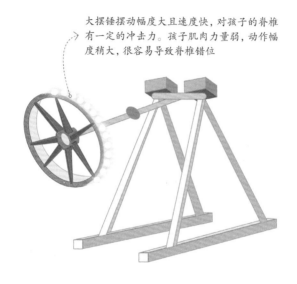

不建议太小的孩子玩剧烈摆动的游戏项目,应严格遵守游乐园部分项目限制游客年龄的规定。如果孩子符合年龄标准,但玩过项目后出现不适,要尽快就医。

# 总歪着身体写作业，
# 看看是不是脊柱侧弯了

　　你观察过孩子在家里写作业时的姿势吗？如果孩子写作业时总是习惯歪着身子，那可要警惕了！

　　有件事让我印象很深，一位电视台主持人带她13岁的女儿来找我，因为她发现女儿好像有些高低肩。当时我一看到这个小女孩，心中就觉得不妙。经过拍X光片，我发现这个小女孩的脊柱侧弯已达30多度！妈妈一看结果就急哭了："孩子平时的确喜欢扭着腰写作业，但没听她说过腰背不舒服呀？学校的体检也都正常，脊柱怎么会弯得这么厉害？"

　　我觉得很遗憾，因为对于这个年龄的女孩来讲，光靠康复手法纠正姿势可能已经来不及了。事实果真如此，8个月后再复查时，我发现女孩脊柱侧弯恶化了，已超过60度。由于脊柱侧弯太严重，最终只能接受手术纠正，通过两块钢板和十几颗钢钉来固定脊柱。

## 12~16岁的女孩更容易脊柱侧弯

上面的案例让我很痛心，但更让我揪心的是，在临床上脊柱侧弯的小患者并不少见。脊柱侧弯多发于12~16岁的青少年，发病率约为万分之二。一般指的是孩子的脊柱在发育过程中呈现出"C"形或"S"形的弯曲。

由于女孩子脊椎直立肌、平衡肌的力量比男孩子要弱一些，对脊椎的保护相对没那么强，所以女孩要比男孩更容易发生脊柱侧弯。

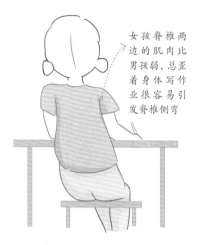

女孩脊椎两边的肌肉比男孩弱，总歪着身体写作业很容易引发脊椎侧弯

## 青少年脊柱侧弯多由不良姿势导致

青少年脊柱侧弯是逐渐形成的，一般无明显诱因。疼痛、炎症或者创伤可引起非结构性（功能性）脊柱侧弯，一旦原因去除，即可恢复正常，但是诱因长期存在也可发展成结构性侧弯。

非结构性脊柱侧弯包含姿势性脊柱侧弯。脊柱侧弯的危害虽不致命，但是本来挺拔的脊柱突然弯曲了，必然会导致孩子发育不良，心肺功能受损，身高受影响。

女孩脊柱侧弯还会导致背部隆起、双侧乳房发育不均匀、一侧肋骨突出，非常影响体态美，严重的话甚至会影响未来的生活和工作，必须通过手术矫正。

## 脊柱侧弯的表现

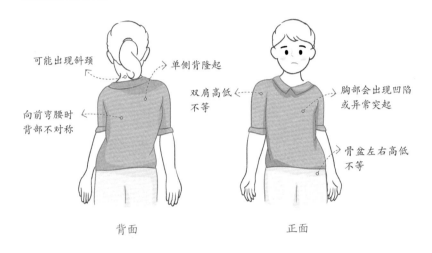

可能出现斜颈

＞单侧背隆起

双肩高低
不等

胸部会出现凹陷
或异常突起

向前弯腰时
背部不对称

骨盆左右高低
不等

背面 　　　　　　　　　　正面

## 不要等到出现明显高低肩时再就诊

我要提醒各位家长，一定要注意孩子的体态、姿势。孩子早期没有什么自觉症状，一旦发现孩子双肩高低不平、向前弯时背部不对称、单侧背隆起等就要及时就诊。一般孩子脊柱侧弯有如下两个类型。

一是最常见的特发性的脊柱侧弯，发病原因不明。

二是非结构性脊柱侧弯，包括因姿势不良引发的脊柱侧弯。尚未发育成熟的青少年如果经常有侧歪身体这样的不良姿势，其脊柱就会悄悄发生变形。

孩子出现不良姿势，有可能是疾病本身引起的，也有可能是姿势导致的。不痛不痒、没有症状的脊柱问题很容易被家长忽视，加上国内体检项目没有检测脊柱侧弯这一项，很多人等到出现明显的高低肩时才得知有脊柱侧弯，但这时已错过了最佳纠正时机。

# 六步筛查孩子是否有脊柱侧弯

"六步筛查法"只需花1分钟时间，就可测试孩子是否发生脊柱侧弯。测试之前，先让孩子穿上紧身单层上衣或者脱掉上衣，光脚自然站立，然后家长站在孩子背后开始观察。

## "六步筛查法"图解

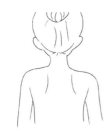

第一步：看孩子的两肩是否等高。

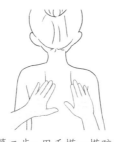

第二步：用手摸一摸孩子背部的肩胛骨，看有没有一侧肩胛骨凸起。

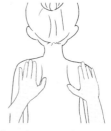

第三步：用手摸一摸孩子背部的肩胛骨，看两块肩胛骨最下端是否等高。

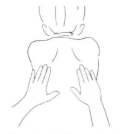

第四步：让孩子双手合十，自然弯腰，触摸并对比孩子的双侧背部是否有隆起，是否对称。

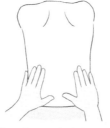

第五步：触摸并对比孩子的双侧腰部是否有隆起，是否对称。

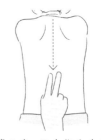

第六步：用中指和食指夹着脊柱突划下来，看是否能划出正常的直线。

这六步当中只要有一步发现异常，都应尽快带孩子到医院拍X光片或进行CT、MRI检查。在此建议有5~18岁青少年的家庭每半年给孩子检查一次脊柱。

# 发现孩子脊柱
# 侧弯了怎么办

    我曾接诊过一个来自广东梅州的13岁小患者。他在2018年3月做体检时发现脊柱已有50度侧弯，达到手术要求。但家长不愿让孩子接受手术治疗，特意找到我帮助孩子矫正。我建议支具矫形，但家长又担心孩子戴支具辛苦，选择转去其他地方进行推拿矫正治疗。8个月后复查，孩子的脊柱侧弯不但没有缓解，还从侧弯50度恶化到70度！

    与之相反的一个案例是，一个来自深圳的10岁女孩陪姐姐检查脊柱问题，我顺带也用"六步筛查法"帮她检查了脊柱，在发现她有两项异常后，我建议她拍一个X光片，结果显示她也有18度的脊柱侧弯。虽然算不上很严重，但是她的家人非常重视，每周都带她来广州治疗，坚持一年后，她的脊柱侧弯成功矫正。

## 发现孩子脊柱侧弯，应第一时间来医院治疗

青少年脊柱侧弯发现得越早，可塑性越强，治疗效果越好；发现越晚，侧弯程度越严重，治疗难度越大。经过"六步筛查法"的检测，发现孩子脊柱侧弯了怎么办？我建议，第一时间带孩子去脊柱专科拍片检查，医生将会根据不同的侧弯度数，制订个性化治疗方案。同时，在家也需要配合进行适合的锻炼。

## 在青春发育期前治疗脊柱侧弯效果更好

脊柱侧弯会随着孩子的生长发育越发严重，是个不可小觑的问题，所以我经常提醒家长要早发现、早治疗。如果能在女生月经初潮前或男生变声前发现并进行治疗，效果会更好，但是必须每天坚持矫形体操训练。

脊柱侧弯低于10度属于观察期，应注意纠正孩子的日常姿势和习惯，可以进行平衡环肩部上抬运动、激活带正方向和侧方向肩部运动、激活带躯干旋转运动增强肌肉力量。

## 脊柱侧弯60度以内不一定需要手术治疗

国内有些报道说脊柱侧弯超过40度的患者需要通过手术治疗矫正，但其实不一定。脊柱侧弯在60度以内，无明显心肺功能障碍的患者，可以采用保守治疗，只是需要增加一些"辅助"治疗，比如佩戴支具矫正。因此，当孩子发生脊柱侧弯时，家长不必过于紧张，及早治疗能矫正绝大多数的脊柱问题。

## 平衡环肩部上抬运动

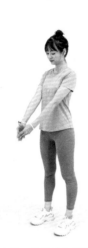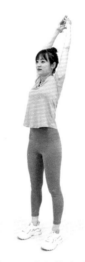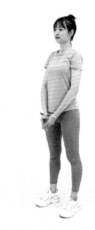

*1*.站立位,双手放入平衡环内,手臂伸直,十指相对,用力把平衡环撑开。

*2*.吸气,同时上抬手臂至最大限度。

*3*.呼气下降。下巴微收,核心收紧,保持身体直立,重复10次。

## 激活带正方向肩部运动

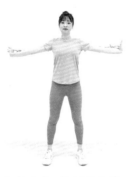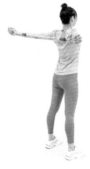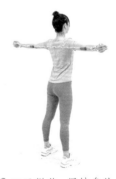

*1*.站立位,除拇指外其余四指置于激活带两侧手环内,双侧手臂自然外展90度,肘关节伸直。

*2*.手腕放松,两侧肩胛骨同时发力,充分利用激活带的回弹力,带动手臂往躯干中线靠拢。

*3*.下巴微收,保持身体直立,重复20次。

## 激活带侧方向肩部运动

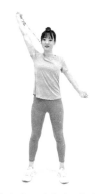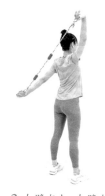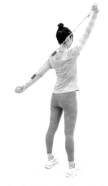

*1.*站立位，除拇指外其余四指穿过激活带两侧手环，放在脑后。

*2.*右臂在上，左臂在下，手臂伸直，腕部放松。

*3.*左臂和右臂一起向后伸，肩胛骨向后背中线收。下巴微收，保持身体直立，重复20次。

## 激活带躯干旋转运动

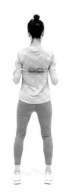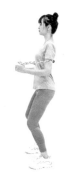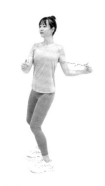

*1.*站立位，将拇指穿过激活带两侧手环，把激活带置于后背肩胛骨下缘。

*2.*拇指用力把激活带往前拉开。上臂固定，头部及骨盆保持不动。

*3.*膝关节微屈，只需要躯干参与旋转，下巴微收，注意力放在腹部，旋转1分钟。

# 第五章

# 女人的美，
# 姿势说了算

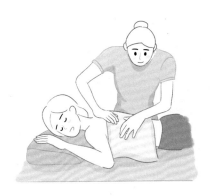

你知道吗？在临床中，其实女性脊椎病发病率比男性高。这是因为女性的生理结构和激素水平与男性不同，尤其是经历过分娩和更年期的女性。小腹肿胀、假胯宽、"产后风"等都是女性健康道路上的拦路虎。

　　在下面的内容中，我们来聊聊女性朋友最关心的话题，从脊柱健康的角度来探讨一下到底是什么在阻碍女性变美；在变美这条路上，女性应该注意哪些姿势问题；有哪些康复运动可以改善这些问题。

# 高跟鞋让颈椎、腰椎默默"哭泣"

我从医以来接触过很多空姐。印象最深的是一位年轻空姐，虽然只有26岁，却饱受颈椎和腰椎疼痛的折磨，严重时甚至无法工作。她此前做过多次治疗，虽然疼痛有所缓解，但一直未能根治，疼痛时常发作。我一问她的职业就大概明白了，告诉她这是空姐长期穿高跟鞋工作，造成骨盆前倾而引发的职业病。

我建议她备一双平底鞋，休息时就把高跟鞋换下来，又教了她几个调整骨盆前倾的训练方法。练习几个月后，她高兴地告诉我，她的颈椎和腰椎不再痛了。

## 女主持人站姿优雅却腰酸背痛

双肩耷拉下垂、重心不稳、挺肚驼背，这些不好看的站姿大家都知道避免。但是好看的站姿也不一定是健康的，也很可能给脊椎带来压力。有一次我录制节目，中场休息期间女主持人说她刚结束一场节目的录制就已站得腰酸背痛。我提醒她，站这么久还穿着高跟鞋，脊椎很容易出问题。在化妆间我给她做了检查，果然发现了错位。于是就地给她做了一次复位，只听"咔嚓"一声，她顿时觉得精神了，甚至高呼"还可以再工作10小时"。

## 长时间穿高跟鞋,加速腰背的退化

高跟鞋会把足跟垫高，这违反了正常的人体力学结构，会改变脊椎曲度，导致骨盆前倾。同时，穿高跟鞋使得受力集中点处于腰和骨盆交接的地方，容易引起该部位损害、错位，导致椎间盘退化加速，甚至导致腰椎间盘突出，引起腰腿痛。

除了腰的问题，高跟鞋还会引发膝关节异常，增加膝盖半月板和交叉韧带的负荷，引起膝关节疼痛，这个影响是不可逆的。经常穿高跟鞋还容易造成踝关节损伤。

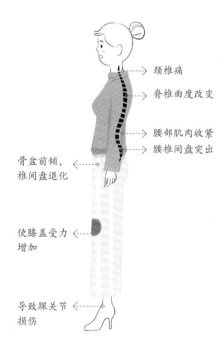

颈椎痛

脊椎曲度改变

腰部肌肉收紧
腰椎间盘突出

骨盆前倾，
椎间盘退化

使膝盖受力
增加

导致踝关节
损伤

高跟鞋对人体的危害

# 只要两招, 穿高跟鞋也可以舒服健康

选择合适的鞋跟高度, 不长时间穿, 平时多做针对性训练, 高跟鞋也能常伴左右。我教给那位空姐的, 也适用于其他喜欢穿高跟鞋的女性朋友。一是准备平底鞋, 二是做骨盆调整训练。

## 激活带骨盆运动前平移运动

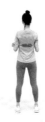 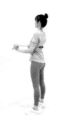 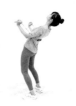

*1*.站立位, 双手握住激活带带结两端, 把激活带置于后背肩胛骨的下缘。

*2*.膝关节微屈, 将髋部重心往前移。

*3*.躯干顺着髋部的前移而向后仰至腹部及颈部有紧绷感, 维持姿势, 重复5次。

## 激活带骨盆运动后平移运动

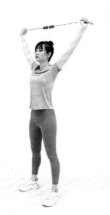 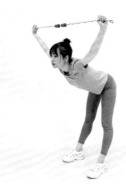

*1*.站立位, 双手握住激活带带结两端, 把激活带拉开比肩稍宽。

*2*.将髋部后移, 躯干顺着往前屈曲。保持激活带在头部上方, 膝关节伸直, 重复5次。

# 让人痛不欲生的痛经，
# 竟然跟脊椎有关

一位29岁的女士经常来找我看颈椎病，在闲聊过程中，她说起了自己痛经的经历。多年来，每个月来月经那几天，由于痛经很厉害，她只能请假卧床在家。吃什么药都缓解不了痛经的症状。听完她的诉苦，我怀疑她的痛经可能与腰椎问题有关，于是给她拍片检查，发现果然是腰骶关节和骨盆发生了错位。经过4次复位治疗后，她再也没有出现过痛经的症状。

## 腰骶关节和骨盆错位会压迫神经，引发痛经

腰骶关节和骨盆发生错位即通常所说的骨盆旋移症，会导致支配子宫的神经受压，从而引起疼痛。造成关节错位的因素有很多，比如骨盆尚未发育成熟的小女孩摔倒，如果伤及骨盆的话，可能会造成长大后出现痛经的情况。另外，很多人平时都有跷二郎腿、坐姿不良等习惯，长期如此也可能造成腰肌紧张，腰骶关节和骨盆错位，甚至腰椎棘突偏歪，棘突上韧带肿胀或剥离。这些除了会引起女性痛经，甚至还会导致不孕。

# 纠正腰骶关节和骨盆错位的方法

　　痛经若经正规医院检查，排除功能性失调及器质性原因后，就要考虑是否为腰骶关节错位或骨盆错位引起的，建议到康复科检查一下腰椎和骨盆。如果通过检查，发现确实为腰骶关节错位引起，可以通过下面几种运动来纠正错位。

## 腰骶部软组织放松之叩击法

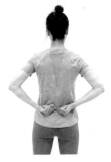 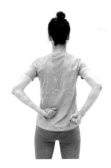

*1.* 站立位，双脚打开与肩同宽，双手握拳放在后腰处。

*2.* 双手叩击腰骶不同部位，保持力度适中。

## 腰骶部软组织放松之筋膜球松解法

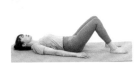 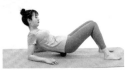 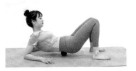

*1.* 身体仰卧在瑜伽垫上，屈腿，用手臂撑起身体。

*2.* 将筋膜球放在臀部下方。

*3.* 上肢和下肢同时配合，上下左右移动筋膜球。利用筋膜球做松解的动作，松解时间长短可根据自身情况调节。

## 腰椎自我复位动作 1（站立位）

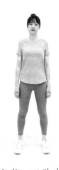 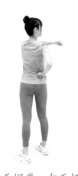 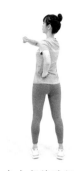

1.站立位，双脚打开与肩同宽。

2.双手握拳，右手抵在后腰上，左手抬起放于胸前，向右转动身体。

3.左右交替进行，保持相同频率。

## 腰椎自我复位动作 2（卧位）

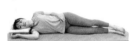 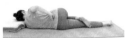 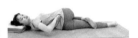

1.侧卧在瑜伽垫或床上，双腿伸直，一手自然放在枕头上。

2.另一手握拳，抵在后腰处，屈右膝，先向前倾上半身。

3.再向后仰，保持臀部稳定，左右交替进行，保持相同频率。

## 腰椎自我复位动作 3（卧位）

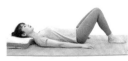 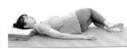 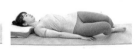

1.平躺在瑜伽垫或床上，双腿屈膝并拢，双手自然垂放于身体两侧。

2.向左摆动双腿，保持上半身和头部稳定。

3.向右摆动双腿。左右交替进行，保持相同频率。

# 戴眼镜的女性
# 更容易出现头前倾

　　我认识一位在外企工作的财务，她总在电话里朝我抱怨脖子酸痛、头晕头痛。有一次她约我吃饭，我认真地看着坐在对面的她，发现她有典型的头前倾现象。别看她才20来岁，头前倾状态却已有十年之久，简直不可思议！于是我问她是否近视，度数是不是比较深，她很震惊，因为她确实是高度近视，只不过那天她戴了隐形眼镜。

　　我告诉她，正是因为高度近视，她在看电脑、看书的时候，头会不自觉地往前倾，长此以往会造成颈椎关节错位，引起头晕头痛。我给她进行手法复位后，又教给她一些头前倾的矫正方法，希望她每天坚持锻炼。这个女孩执行力很强，认真改正自己的不良姿势并积极进行训练，3个月后来复诊时，我发现她的头前倾改善很多，颈痛、腰痛也基本消失了。

## 女性头前倾发病率要高于男性

女性脖子细长，颈椎肌肉较弱，所以比男性更易发生头前倾。近视的女性因为看不清东西头会不自觉地向前倾，即使戴了眼镜也难以改变这种姿势。吃饭时低头并向前伸脖子、长时间低头玩手机、趴在办公桌上午睡等不良姿势，也容易引起或加重头前倾。

## 正确判断与改善头前倾

轻度的头前倾，往往自己感受不到，因此需要别人帮忙判断。从侧面看，耳垂在肩膀正上方为正常，否则为头前倾。如果有轻微头前倾症状，可以做头前倾毛巾操来纠正。

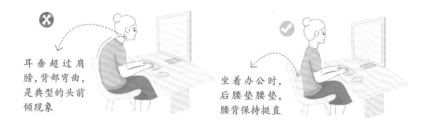

耳垂超过肩膀，背部弯曲，是典型的头前倾现象

坐着办公时，后腰垫腰垫，腰背保持挺直

### 头前倾毛巾操

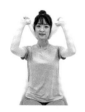 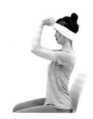 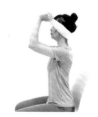

1.将毛巾中部放在后枕部，双手拉毛巾两端。

2.双手向前拉毛巾，收紧下巴。

3.头部向后和毛巾进行对抗训练。每组做15次，每天3-5组。

# 刘海剪短，
# 竟然治好了脊椎病

曾经有位颈椎病患者让我很头疼。每次帮她复位后没多久，她就又回来找我，频繁复发让我百思不得其解。后来我在问诊中发现她有个习惯，说话时常会先甩一甩头，把一侧低垂的斜刘海甩开。我觉得这可能就是诱发她颈椎病复发的关键，便建议她把刘海剪短或者换一边刘海。没想到，剪完头发，她的颈椎病就再也没有复发了。

## 长期甩刘海会导致一侧肌肉劳损，引发颈椎病

甩刘海这个动作看上去很不起眼，但在我的眼里却是一个很不好的习惯。实际生活中，有些女性留的斜刘海比较长，容易遮挡视线，所以会长期习惯性地往同一侧甩头，把低垂的刘海甩开。而正是这个小小的动作，会使颈椎两侧肌肉收缩力度不一样，造成肌肉不协调，导致一侧肌肉劳损，最终引发脊柱小关节错位。

要是甩头力度较大，则会使刚刚复位好的关节再次出现错位，继而引发颈椎病。

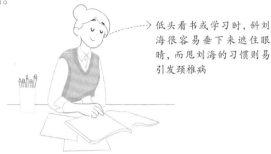

低头看书或学习时，斜刘海很容易垂下来遮住眼睛，而甩刘海的习惯则易引发颈椎病

## 尽量不留斜刘海，多训练颈部和腰部肌肉

建议有甩刘海习惯的颈椎病患者把过长的刘海剪短，如果要留，就用夹子把它别起来，避免重复甩头引发颈椎错位。此外，肌肉越强壮，就越能分担压力，保护脊柱，多做些颈部肌肉训练、腰部腰背肌拉伸（见45页）非常重要。

### 颈部肌肉训练

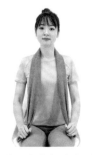

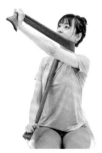

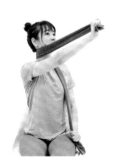

*1.* 将围巾中部放在颈部后侧，双手拉围巾两端。

*2.* 右手斜向下拉围巾，同时左手斜向上拉围巾，带动头部向右转，稍用力，与左手围巾形成对抗。

*3.* 每侧对抗5秒，左右交替进行。

# 美丽的 "蝴蝶骨"，
# 竟可能导致驼背

时尚杂志上女模特的"蝴蝶骨"你见过吗？很多年轻女性都觉得模特后背显露出来的蝴蝶骨看起来显瘦，有美感，但我要提醒一下，"蝴蝶骨"其实是一种病态现象，医学上把它叫作"翼状肩"。长时间的翼状肩会导致肩痛、背痛甚至胸闷。

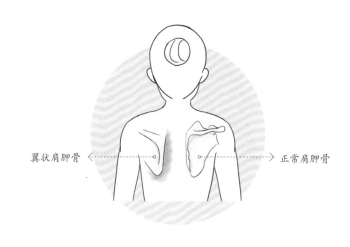

翼状肩胛骨 ←------------------→ 正常肩胛骨

## "蝴蝶骨" 容易导致驼背

有些女性太过追求瘦和美，加上背部肌肉没有得到训练，或者伴有含胸驼背的姿势，导致背肌和前锯肌力量不足，使肩胛骨不能贴在后背，以致凸显出来。此外，胸椎关节错位也会导致"蝴蝶骨"的出现。因为错位压迫到肩胛周围的肌群，使得肌肉力量变弱，所以随着年龄的增长，更容易发生驼背。

## 毛巾操锻炼背部肌群

建议有"蝴蝶骨"的女性朋友去医院拍片检查是否有脊椎错位，如果有错位，应及时矫正。之后可以通过毛巾操来锻炼背部肌群，并改善含胸驼背等不良体态。

**毛巾操**

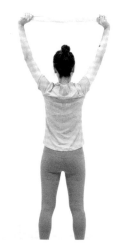 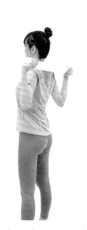 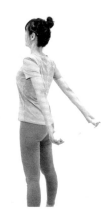

1.站立位，双手抓住毛巾两端，手臂伸直，向上平举至头顶。

2.手臂用力向后移动，然后屈肘时向下拉。

3.向下拉至双臂伸直，双臂一起抬起，使肩胛骨往内收、往后夹，重复12次。

113

# 女性臀部怎么也减不下来？
# 很可能是假胯宽

曾经有一位演员，一生完孩子就开始努力锻炼，进行产后减肥。其他地方都瘦下来了，唯独"大屁股"怎么也减不下来，穿裤子不好看，还显腿短，这让她非常苦恼！有一次，她因为腰痛找到我，我帮她做完检查后告诉她，其实她的臀部变大并不是因为长胖了，而是分娩导致的假胯宽！

## 生产、不良姿势都可能导致假胯宽

人体的胯部，也就是髋关节处，本身所处的位置比较高。但是如果臀部和髋关节连接的位置堆积很多脂肪的话，胯部看上去就像掉下来了一样，显得屁股大、下垂，也就是"假胯宽"的现象。

因为胎儿在妈妈肚子里时把妈妈的骨盆撑大了，所以很多女性在生产后会出现

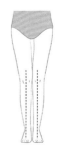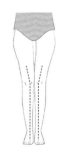

正常胯宽　　　假胯宽

"假胯宽"的情况。不正确的走姿、坐姿也会导致假胯宽，比如内八字、夹腿坐和跷二郎腿时大腿外侧肌肉被撑开，容易堆积脂肪而形成"大屁股"。此外，臀部肌肉因缺乏锻炼而松弛、脂肪堆积，也会导致假胯宽。

## 臀肌训练改善假胯宽，减掉"大屁股"

女性生产后出现假胯宽，建议先去医院做正骨治疗，之后可以多做臀肌训练动作来改善假胯宽的问题。

### 臀肌激活

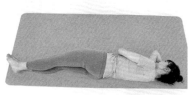 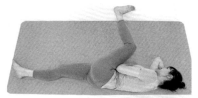

*1.* 右侧卧在瑜伽垫上，双腿伸直。

*2.* 左腿屈膝90度，抬起并用脚掌贴墙。吸气时不动，呼气时脚掌踩墙发力，维持5秒。重复6次，左右交替进行。

### 臀桥

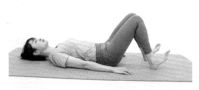 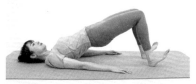

*1.* 仰卧，双腿屈曲，脚尖翘起，用脚后跟踩住瑜伽垫。

*2.* 呼气时收紧臀部、腹部，抬起臀部至躯干呈一条直线，维持5秒；吸气时缓慢放下，重复8次。

# "产后风"
## 或许是脊椎小关节错位在作怪

"不能洗头，不要吹风，不能碰冷水……这月子要是没坐好，以后就落下一身病！"面对家里不同老人的相同说辞，产后妈妈们哪怕半信半疑，也不得不照做。事实上，的确有不少产妇在生完孩子后出现了头晕、头痛、腰痛、手脚冰冷麻木、小腹隆起等不适，并且久久不愈，伴随一生。但是这种所谓的"产后风"其实不一定是月子没坐好，而可能是源于脊椎病！

产后如果出现头晕头痛、腰痛背痛的情况，建议去脊柱专科做常规检查。这些症状可能是孕妇生产后的生理问题和照顾宝宝过度劳累共同作用导致的脊柱疾病。

## 孕产妇脊椎松弛,更容易出现问题

产妇出现头痛、头晕、手麻等症状多与颈椎错位有关,而腰痛、下肢麻痛往往是由腰椎小关节错位引起的。女性怀孕后会分泌两种激素——黄体酮和松弛素,它们会让骨盆韧带松弛,以便胎儿顺利娩出,而颈椎、腰椎、胸椎等处的韧带也因为激素水平的增加而处于松弛状态,关节的稳定性减弱,如果发生轻微扭伤或长期姿势不良,就很容易导致脊椎小关节错位。

此外,很多女性朋友喜欢弯腰洗头,长期这样做会加重脊椎负担,容易造成脊椎病。而坐月子期间,不良的哺乳姿势、枕头过高或过低、长时间低头弯腰等都容易导致脊椎关节错位。如果怀孕之前就有颈椎或腰椎病的话,分娩之后再不注意休息和调养,病情就会越发严重,甚至迁延不愈。

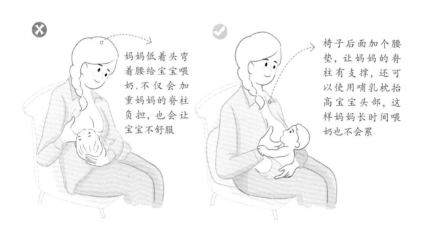

妈妈低着头弯着腰给宝宝喂奶,不仅会加重妈妈的脊柱负担,也会让宝宝不舒服

椅子后面加个腰垫,让妈妈的脊柱有支撑,还可以使用哺乳枕抬高宝宝头部,这样妈妈长时间喂奶也不会累

# 产后注意保护脊椎，避免"产后风"

产后要特别注意体态、姿势，比如哺乳时不宜长时间弯腰，洗头应选择仰头淋浴或去发廊洗等。可以选择高度适宜的睡眠枕头，以及做一些产后修复运动，例如吊单杠（见第65页）、死虫练习、仰卧抬腿功，可以帮助拉紧韧带，使小的脊椎错位自我复位。

## 死虫练习

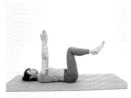 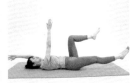 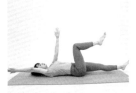

*1.* 仰卧在瑜伽垫上，双手向上伸直，屈膝90度，使小腿与地面平行，保持腰部贴实地面。

*2.* 吸气时向下，向远处伸展对侧手脚，幅度不宜过大。

*3.* 呼气收回，左右交替进行，重复12次。

## 仰卧抬腿功

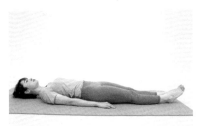 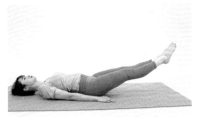

*1.* 仰卧在瑜伽垫上，双脚并拢，收腹，始终保持腰部贴实地面。

*2.* 呼气时，双腿缓慢抬起30度，维持3秒；吸气时缓慢放下，重复12次。

# 生产后"小肚子"不平坦，
# 仰卧抬腿能改善

　　旗袍、收身晚礼服，这些可以勾勒出女性S形曲线的服装，很多女性却不敢穿，原因是有"小肚子"。"小肚子"是很多女性常见的烦恼，尤其是不少中年女性的"老冤家"。

　　有一位40来岁的女性患者，她是非常注重形象的高管，但自从做了妈妈后，"小肚子"便成为她的一大困扰，一套上裙子或紧身裤，"小肚子"就很明显地凸起。有一次她因为腰痛来找我治疗。经检查，我发现她的腰痛和小腹肿胀其实都是腹直肌分离惹的祸。

　　我帮她做了手法修复，并教给她几种正确的锻炼方式。几个月后她回来告诉我，曾困扰她多年的"小肚子"终于消失不见了，这下她又可以美美地穿上修身的旗袍、裙子参加各种会议和聚会了。

## 缺乏锻炼是出现"小肚子"的主要原因

　　为什么女性生完孩子"小肚子"就收不回去了呢？这是因为女性怀孕时肚子逐渐变大，腹部前面肌群被拉开，后面肌群收紧。生产后，如果没有及时进行锻炼，脂肪就容易在前侧囤积，不但形成难看的"小肚子"，还容易导致重心不稳，加重脊柱负担。另外，产后腹部增大容易造成腹直肌分离。如果是产后才出现"小肚子"，并且久久不能恢复，建议去医院检查是否出现腹直肌分离，并配合专业训练来修复。

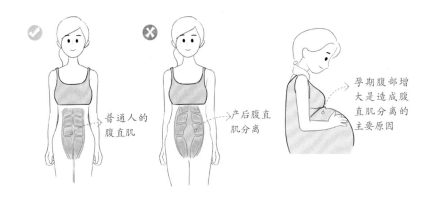

普通人的腹直肌

产后腹直肌分离

孕期腹部增大是造成腹直肌分离的主要原因

　　不要以为"小肚子"只有生产后的女性才会有，二三十岁的未婚育女性一样会有。这是因为除了怀孕外，未孕女性也可能因为站、坐和行走时没有养成挺胸收腹的习惯，而被讨厌的"小肚子"缠上。小腹肌肉比较弱，如果站立和行走姿势不良，腹部肌肉就会下垂，造成脂肪囤积。

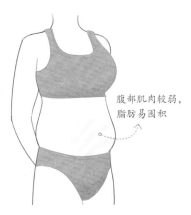

腹部肌肉较弱，脂肪易囤积

# 仰卧起坐不能减"小肚子",卷腹可以

很多女性备受"小肚子"的困扰，可以做一些针对性运动加以改善，如卷腹、仰卧抬腿功（见第118页）。当下很流行跑步，但只靠跑步很难锻炼到腹部肌肉。而很多人选择的仰卧起坐同样不能减少腹部脂肪，还容易造成颈椎、腰椎受伤（见第156页）。下面我会教大家几个正确的瘦肚子方法。

## 上卷腹练习

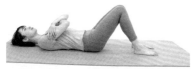

*1.*仰卧，屈曲膝盖，双手交叉置于胸前，保持下巴和颈部的夹角不变。

*2.*用腹肌力量将肩部和上背部卷离瑜伽垫，感受腹部肌肉紧绷感，维持5秒，重复12次。

## 下卷腹练习

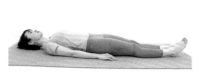

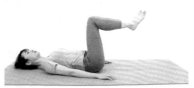

*1.*仰卧，腰部紧贴瑜伽垫，双腿并拢。

*2.*呼气时利用下腹力量，将臀部抬离瑜伽垫，屈膝90度，维持5秒，重复12次。

# 第六章

# 脊椎不衰老，
# 就能更长寿

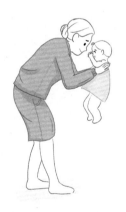

预防脊椎衰老,要从年轻时做起。年轻时不重视脊椎,疼痛可能会跟随一辈子。人到中年之后,骨质逐渐退化,软组织变得僵硬,代偿能力也明显减退,稍不注意,脊椎就会"变异",大大增加身体与脊椎病的"缘分"。这个"缘分"一旦结下,各种疼痛和不适就来了。而随着年龄增长,这"缘分"会逐渐成为一个难解的"结",很多人因此备受折磨。

　　中老年人保护脊椎,要从避免误区做起。那么如何保护脊椎、养脊椎来延缓脊椎衰老,防止脊椎损伤呢?在下面的内容中,我会带领大家了解脊椎病相关知识,揭露"吃药可以消灭骨刺""骨质疏松就要多吃钙片"等误区和谣言。同时,也会教一些简单的训练动作,让大家在家就能预防和改善颈痛、腰痛等。

# 中老年人
# 小心颈椎病引起的肩背痛

　　一位50来岁的女士经常半夜因右肩疼痛而难以入睡，并有无法抬起手臂、无法向后扣文胸扣的情况，理疗、吃药都试过，仍未能痊愈。其实早在两年前，这位女士的左肩就出现过这种症状，经过一年的理疗才慢慢康复，没想到现在轮到右肩出问题了。我问她是否还有脖子酸痛、头晕头痛的症状，她很惊讶我是怎么知道的。其实道理很简单，很多中老年人的肩痛都跟颈椎病有关！

## 肩周炎不等于肩关节周围有问题

　　一说到肩痛，大家最熟悉的就是肩周炎。肩周炎俗称"冻结肩"，多发于50岁左右的中老年人，因此也叫"五十肩"。当中老年人出现夜间肩关节疼痛加重，并伴有肩关节活动受限，肩部关节僵硬，不能正常做抬手、梳头、扣后背文胸等动作时，就要考虑是否为肩周炎了。

这里需要提醒大家的是，在我国，肩周炎常常被误认为是引起肩痛的肩关节周围疾病的统称，很多肩痛的患者因此被误诊为"肩周炎"。但其实很多出现以上症状的患者去医院拍X光片检查，结果均显示为肩关节无异常，而是颈椎关节发生了错位。

## 颈椎关节错位，压迫神经会导致肩背痛

为何肩周炎会跟颈椎病有关呢？因为支配肩周的神经是从颈椎发出的，如有颈椎关节错位，就会压迫到这些神经，除了引起肩背痛，还会导致肩关节周围局部的血液循环、淋巴循环发生变化。也就是说，此时肩关节的抵抗能力下降了，患者患上了"无菌性炎症"，因此更容易得肩周炎。上面提到的那位阿姨，她此前的治疗只是针对肩周炎的病症，并没有考虑到颈椎的问题，而当我把她的颈椎病治好后，她的肩痛很快得到了缓解。

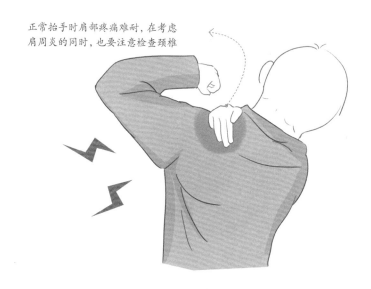

正常抬手时肩部疼痛难耐，在考虑肩周炎的同时，也要注意检查颈椎

引起肩痛的原因有很多，最常见的与肩周炎相混淆的疾病有肩峰下撞击综合征、肩袖损伤等。以下这些人群更容易患和颈椎病有关的肩周炎。

| 人群 | 症状特征 |
|---|---|
| 中老年人 | 若中老年人的颈椎已发生过早、中期退变，这时再遭受外伤，或提、背、举超重物件，或有低枕侧卧、高枕仰卧、俯卧扭头等不良睡姿，便很容易出现颈椎关节错位，导致肩痛 |
| 更年期女性 | 更年期女性因为激素水平的改变，肩关节周围韧带相较其他人群更加松弛，肌肉和韧带对关节的保护因此变弱，加上女性经常独自承担繁重的家务劳动，所以在肩周炎患者中，女性多于男性 |

## 肩周炎自测与应对措施

当怀疑自己有肩周炎时，可以先根据下面的方法来自测。急性肩周炎需要先去医院进行治疗，随后可依据下面的动作来锻炼缓解。

① 检测自己是否患有肩周炎，详见本书第37页。

② 肩周炎急性期疼痛明显时，马上找专科医生拍X光片排除肩关节骨质问题，并按医生的要求吃消炎镇痛药，消除局部无菌性炎症，同时也可配合针灸、理疗（红光灯照射、场效应、超短波电疗）。要注意，在急性期疼痛明显时，不能做推拿按摩，否则会加重症状。

③ 急性疼痛缓解后，需要继续康复理疗，此阶段可配合推拿按摩（关节松动术），同时加强肩关节的锻炼。

④ 常做缓解肩周炎的两个动作："爬墙""招财猫"。

## "爬墙"

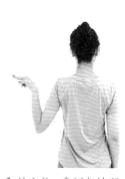 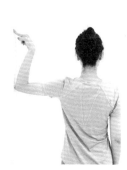 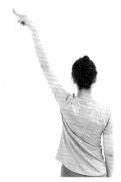

*1.*站立位,身侧与墙留一定距离,保持身体挺直。左手屈手肘,食指、中指贴墙。

*2.*从肩膀水平位置缓慢向上爬。

*3.*至上肢尽量伸直的位置。左右各10个为1组,每天3~5组。

## "招财猫"

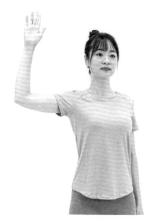 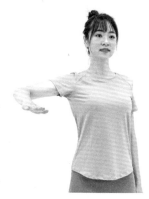

*1.*站立位,保持身体挺直,上臂外展90度,与肩膀齐平,屈肘90度。

*2.*保持上臂不动,前臂缓慢向下、向上进行摆动。左右各10个为1组,每天3~5组。

# 骨质增生不是病，骨刺是被冤枉的

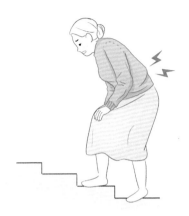

　　我接诊过一位60来岁的阿姨，她有10年的腰痛史，走路时间稍微长一点，就会腰痛，久坐后起身也往往伸不直腰，甚至拖地、抱孙子也会引发腰痛。她说10年前就拍过X光片，报告显示腰椎退行性改变，即骨质增生（人们常说成骨刺）。老人很想除去骨刺，但医生告诉她骨刺长出来后是消不掉的。后来老人听广告说骨质增生丸、药膏、精油可以消除骨刺、缓解疼痛。子女都孝顺，给老人家买了很多，但吃了、抹了一年，腰痛始终没有得到缓解。最后找到我这里，我给她拍片检查，发现骨刺不但没有消掉，反而比10年前更明显了！我告诉老人，她的腰痛并不是骨质增生引起的，而是腰椎和骨盆关节错位引起的。我给她做了5次复位治疗后，这两年她的腰再也没有痛过。

　　大家经常会在电视上听到有关治疗骨质增生的广告，这让很多人认为骨质增生就是一种病。但实际上骨质增生并不是疾病，也不会引发什么症状。

## 骨质增生和腰痛无关

论医学界的"冤假错案"，骨质增生应该排在骨科第一位。很多人颈痛、腰痛去看医生，都会被要求拍X光片，其中大部分中老年人拍片结果都显示有腰椎骨质增生，也就是骨刺。很多人很紧张，手上扎了小木刺都会想方设法挑出来，骨头里长了刺怎么得了，难怪会腰痛。所以患者往往会想方设法把骨刺消除掉。

但实际上，脊椎从二十多岁就开始老化，其中一个主要表现就是骨质增生。我经常举一个例子：皮肤老了会出现皱纹，同样，脊椎到了中年也会出现骨刺，这都属于正常现象。随着年龄增长，骨刺会越来越明显，就像人老了，皱纹会越来越深一样。绝大多数的骨刺长在椎体的前缘，周围没有重要神经和血管，所以不会引起症状。就像额头上的皱纹跟头痛无关，同样的道理，脊椎上的骨刺也跟腰痛无关。所以腰痛的人们不要错怪骨刺。

## 中老年人颈痛、腰痛，多是因为脊椎错位

中老年人为什么更容易颈痛、腰痛呢？其实原因在于，人年龄大了，椎体和椎间盘的水分减少，椎间盘弹性变差，所以椎体和椎体之间的连结比年轻时更松，也就是说，保护椎体的能力更差，椎体稳定性也比年轻时差。如果此时有不良姿势或者外力作用，压迫到了脊椎，中老年人要比年轻人更容易发生脊椎错位。我的老师龙层花教授经过多年研究，发现80%的脊椎病是脊椎错位导致的，所以纠正脊椎错位是治疗颈椎病、腰椎病的主要方法。这就是为什么我没有治疗上文那位阿姨的骨刺，而是通过关节复位替她缓解疼痛。

## 脊椎错位要及时纠正

脊椎关节错位如果没有及时纠正，往往会加重骨质增生。其原因在于，脊椎之间有很多关节相连。脊椎发生错位，就像强行卡住运转的齿轮，会加重退化。同样，带着错位的脊椎生活工作，会使整个脊椎处在不正常的力学状态中，更容易退化。如果拍片检查发现关节错位严重，需要请专业医生纠正，但一些小的还没有症状的错位，可以通过自我复位来进行纠正。如颈椎错位自我修复动作(见第53页)、腰椎自我复位动作(见第107页)、吊单杠(见第65页)等。

## 骨刺无法消除,精油、药丸不可信

广告中所谓可以消除骨刺的各种精油、药丸,是绝对不可信的!骨刺和骨头成分是一样的,那么吃这些药,怎么会只去掉骨刺,而不去掉骨头呢? 很显然,那些声称可以把骨刺融掉、消除的广告都是骗人的。哪怕是有人吃这些药后疼痛消失了,等再去医院拍片检查的时候,就会发现骨刺原封不动地待在那里。那么得了骨质增生该怎么办呢? 记住,骨质增生不是病,而是正常的脊椎老化现象,发现自己有骨质增生时不必惊慌,应先找专业医生分析病因,如果是小关节错位,就要及时纠正。

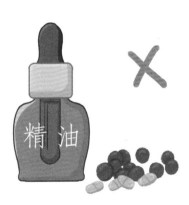

# 腰痛就要补钙？
# 你可能吃错了

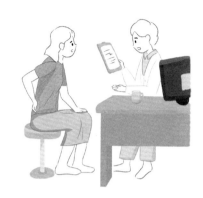

老年人一腰痛，就会认为自己骨质疏松了，然后开始大量补钙。其实盲目补钙反倒会增加患肾结石的风险！有一位50多岁的女性患者，腰痛一年多，做骨密度检查后发现有轻度骨质疏松，她以为是缺钙所致，于是买来各种昂贵的钙片进补。没想到吃了一年钙片，腰痛却越发严重。在一次急性腰痛被送至医院检查后，竟发现肾结石掉到输尿管里引起梗阻！泌尿科医生推测，这都是因为她钙片吃得太多！

## 腰痛要先查脊椎,盲目补钙会伤肾

通过检查，我发现这位女士腰痛并不是因为缺钙，而是因为脊椎关节错位了。我给她做了几次手法复位，嘱咐她加强训练，折磨她一年多的腰痛便消失不见了。最后她对我感慨道:"这一年的钙片白吃了，花了钱不说，还得了个肾结石!"

## 运动是缓解骨质疏松的有效方式

这个案例告诉大家钙片不能乱吃。很多中老年人一检查出骨质疏松，便把钙片当"神药"天天吃，其实这是比较盲目的做法。一定量的运动、适当晒太阳以及遵医嘱补钙是国际上比较认可的中老年人补钙方式。临床上确实有一部分患者因为内分泌紊乱导致骨质严重疏松，这种情况可以到正规医院的内分泌科进行规范系统的治疗。

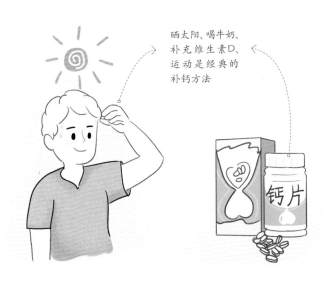

晒太阳、喝牛奶、补充维生素D、运动是经典的补钙方法

事实上，骨质疏松最大的风险不是疼痛，而是摔倒后容易骨折。但缓解骨质疏松和防止骨折的最好方法并不是补钙，根据世界卫生组织推荐，预防骨质疏松最好的方法是运动，因为运动可以加快骨骼生长及更新，提高骨密度，防止骨质流失。

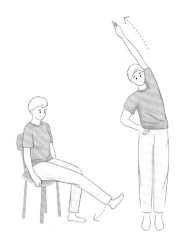
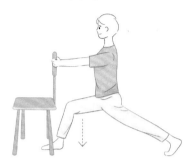

老人如果不方便外出运动，可以在家利用椅子做做拉伸，这也是很好的锻炼方式

预防骨质疏松的第一个建议是选择适合自己的运动，即使是有心血管疾病和需要卧床的老人，也要在床上做适量的运动。第二个建议是吃些钙含量比较高的食物和碱性食物，多喝牛奶，多晒太阳。第三个建议才是适量地吃钙片。

对于中青年朋友来说，正常饮食摄入的钙是足够的，没必要通过吃钙片来预防骨质疏松。长期服用钙片，不但不能起到预防骨质疏松的作用，还可能造成钙在人体内聚集，进而导致胆结石、肾结石等疾病。

## 中老年人预防骨质疏松的措施

① 在早上8~9点、傍晚5~6点等太阳没那么猛烈的时段，晒着太阳做些运动。

② 要特别注意预防跌倒。中老年人摔倒最常出现股骨颈骨折和腰椎压缩性骨折，如果老人家腿脚不灵便，千万不要碍于面子不愿用拐杖，可尽早使用拐杖。

③ 多进行游泳等运动。

# 退休后去旅游，
# 回来却一身痛

　　很多人因为在年轻的时候忙于工作和家庭，没有时间去看看外面的世界，所以一到退休就喜欢到处旅游。但是往往去的时候很开心，回来时却一身酸痛。其中，颈痛、腰痛、膝关节痛是最常见的旅行病。有些病情严重的患者，甚至痛到无法正常行走。我曾接诊过的一位老人，一下飞机就坐着轮椅来医院了。

老人外出旅游需要提前做好充分的准备，不要单独外出，要有家人或朋友陪伴，以防发生意外时不能被及时救助和送往医院

## 旅途中脊椎容易错位

中老年人旅游归来总感到累、全身都痛，多与脊椎问题有关。很多中老年人本身就有脊椎和骨关节退化的情况，加上旅途奔波疲惫、在车上打瞌睡、久坐等，很容易导致脖子酸胀、四肢酸痛。旅行途中更换酒店，睡的床软硬度不同，枕头高度不合适也是原因之一。加之旅途劳累后睡得沉，肌肉充分放松，导致脊椎没有受到保护，更容易发生脊椎错位而引起颈肩痛。而且，旅游期间活动量大，走路、登台阶都比平时多，会极大增加膝关节和踝关节的负担，容易引发关节炎，甚至损伤半月板，出现关节疼痛、肿胀的情况。旅行期间还要搬抬行李，如果行李较重，抬举姿势不正确，很容易造成腰部、肩部的损伤。

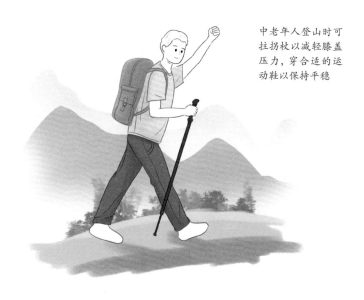

中老年人登山时可拄拐杖以减轻膝盖压力，穿合适的运动鞋以保持平稳

# 外出旅游这样安排，保护脊椎不酸痛

有些老人意志坚强，为了不耽误行程，即使身体出现不适也要坚持走完全程，最后拖着一身伤病回来。旅游不是打仗，我在这里给中老年人外出旅游提一些建议。

① 行程安排尽量轻松，行李尽量轻便。

② 坐车、坐飞机不要打瞌睡，准备颈枕、腰枕，保护好颈椎、腰椎。

③ 如果本身就有膝关节疼痛，应该尽量避免参观上下楼梯很多的景点。

④ 外出旅游提前备好消炎镇痛药，应急时使用，可选择外贴药膏或药油。

⑤ 在预订酒店的时候，尽量选择床垫较硬的床，并在睡前将枕头调到适合自己的高度。住酒店如何改造枕头，调整到适合自己的高度，下面一起来学习一下。

## 调整枕头高度

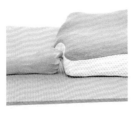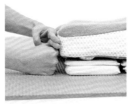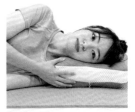

*1.* 仰睡时，枕头的高度是自身一竖拳的距离。

*2.* 侧睡高度是自身一竖拳加两横指的距离。利用酒店提供的毛巾垫在枕头下方调节高度。

*3.* 枕头尽量向下拉，贴到肩部。把整个脖子与枕头紧贴才能承托住脖颈，颈部肌肉才能得到休息。

# 老人带宝宝，
# 小心伤了腰

　　我接诊过一位60岁的阿姨，她退休之后觉得身体不错，便担负起照顾一岁半孙子的任务，天天买菜、做饭，生活过得非常充实。谁知不久之后，她就出现了腰部酸痛的症状，后来发展到一侧下肢麻木，严重时连腰都直不起来。家务做不了，孩子也照顾不了，只能卧床休息。

　　我给她做完检查后，发现她是腰椎关节错位合并腰椎间盘突出。她想不明白，为啥退休前身体好好的，退休后就出现这么多问题？经过询问我发现，罪魁祸首就隐藏在照顾起居的日常习惯里——照顾孩子会增加腰椎关节的负担！

有老人的家庭要注意了，别以为长辈做家务很轻松，其实这对他们的脊椎很危险！脊椎退化会使骨关节变得脆弱，哪怕只是在家里做些简单的家务，或者帮忙带带孩子，老人也要格外注意保护腰椎，否则一不小心就会闪到腰。

　　哪怕是几个月大的孩子也有几千克重，对于脊椎关节退化的老人来说，抱孩子无疑加重了腰椎关节的负担，如果抱的姿势不正确，比如侧歪身子坐、扭着身子站立或者突然弯腰抱起等，都很容易导致腰椎关节错位。而拉着刚学会走路的孩子时，老人常会弯着腰迁就孩子，导致腰椎后缘间隙变宽，如果老人腰椎关节退化，就可能引起腰椎间盘破裂或突出，从而出现腰腿痛。

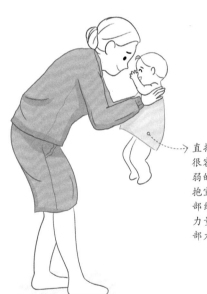

直接弯腰抱宝宝的动作，很容易让老年人原本就脆弱的脊椎发生错位。正确抱宝宝的姿势是：蹲下，腰部维持直立，先利用双臂力量抱起宝宝，再利用腿部力量站起来

## 扫地、拖地和买菜,小心椎间盘突出

拖地、扫地时也要注意弯腰用力的动作,对于脊椎关节退化严重的老人而言,稍一用力就可能导致椎间盘破裂或突出。另外,有些老人出去买菜,一次买得太多,并习惯把菜背在一侧,会导致脊椎受力不平衡,容易诱发脊椎关节错位和腰椎间盘突出,引起一侧腰腿痛或者肩关节的损伤。

## 老人这样做可以保护脊椎

买菜时用上小推车,注意左右手交替拉,否则容易导致一侧脊椎弯曲;多做强化腰背肌肉的训练可以防止脊椎错位发生,比如吊单杠(见第65页);尽量避免弯腰用力的动作,如果实在无法避免,可以在弯腰后做一下顶腰旋体功。

### 顶腰旋体功

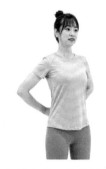 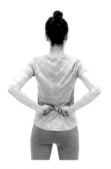 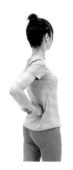

1.站立位,双手握拳,顶在后背腰窝的位置。

2.向前挺腰,腹部收紧。

3.身体向右后方仰,感觉腹部有牵拉感即可,回正身体,左右各转动1次为1组,重复动作,感到酸胀、麻木时要停止。

# 老人摔倒要重视，
# 排除骨折要及时

老人脊椎不像孩子那样有韧性，而更像干枯的树枝，稍微一压就容易断裂。老人，尤其是老年女性，基本都有骨质疏松的情况，一旦受到外伤，就极容易发生骨折。老人又是很容易摔倒的群体。很多老人或多或少都有一些心脑血管疾病，容易出现头晕、身体平衡性减弱的情况，从而增加摔倒的风险。加之有些老人有关节痛、颈痛、腰痛等症状，在疼痛突然发作时，也容易发生摔倒等意外。

## 摔倒出现腰痛，要及时拍片检查

最常见的骨折有胸腰椎压缩性骨折、股骨颈骨折、腕关节骨折和四肢骨折。其中，要特别注意的是胸腰椎压缩性骨折，因为它在大多数时候没有明显的外伤，症状比较隐秘。有时候只是因为骨质疏松，又或者坐车时发生颠簸后出现腰痛，很多人根本想不到是骨折，结果一拍片就发现是压缩性骨折。

如果老人在坐车或摔倒后出现腰痛或大腿根部剧痛，那么就很可能是胸腰椎压缩性骨折和股骨颈骨折。这时候要避免移动伤者，需立即用担架护送患者到医院拍片检查，第一时间排查骨折并且接受治疗，切不可让老人忍痛行走，这样只会加重病情。

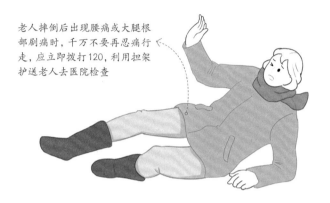

老人摔倒后出现腰痛或大腿根部剧痛时，千万不要再忍痛行走，应立即拨打120，利用担架护送老人去医院检查

## 老人这样做，避免摔倒伤脊柱

① 若发现家中老人平时走路不是很稳，建议尽量为其配置拐杖，说服其不必太在意形象，最重要的是保护好脊柱。临床发现，很多老人就是怕拄拐杖会显得老态，因而迟迟未使用，直到摔倒骨折了才追悔莫及！

② 老人要穿防滑的鞋子，走路尽量避开湿滑地面。上下楼梯时扶好扶手或墙壁，注意保持身体平衡，避免摔倒。

③ 老人坐公交车时尽量往前面坐，因为车尾的颠簸会明显一些，有可能会伤害到腰椎。

④ 老人摔倒往往是因为下肢无力，因此平时可以在家做抬脚和提踵练习，强化膝关节和腿部肌肉，这能够减少摔倒的风险。

## 抬脚练习

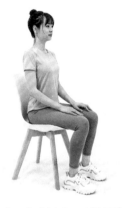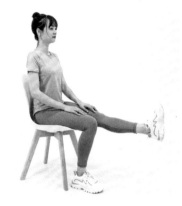

1.坐位，上身挺直，双腿屈膝90度，脚掌紧贴地板，坐稳。

2.左脚缓慢抬起，伸直腿向前踢，维持5秒后缓慢放回地面。左右交替进行，重复10次。

## 提踵练习

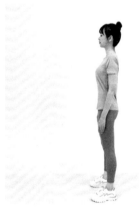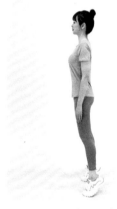

1.站立位，在平稳的地面进行练习，双脚稍微分开。

2.缓慢抬起脚跟，感受小腿后侧肌肉发力的紧绷感。维持3秒后缓慢放下，注意脚趾不要蜷缩，重复10次。

# 日走万步好处多？
# 中老年人运动陷阱多

最近几年，很多中老年人喜欢上"刷步数"，每天走上一万步，与朋友比较谁的微信运动排名更靠前。而另外一群中老年人每天晚上必定准时出现在同一个地方，伴随音乐翩翩起舞。这些行为看起来有益于中老年人的健康，但却不是"多多益善"。

## 日走一万步，伤膝又伤肾

对于经常运动的年轻人来说，每天走一万步并不困难，但是对于身体各部分机能都有所下降的老年人来说，日走一万步对膝关节、肾脏功能的损伤是极大的，每天一万步，越走越受罪！中国营养学会推荐，成年人每日走路累计6000步。但是对于老年人来说，切不可因为追求步数而勉强行走，不妨循序渐进，逐渐增加运动量。不要刻意追求一万步，也不要有攀比心理。

# 中老年人应以游泳、打太极等柔和运动为主

　　一些节奏较快、动作过于剧烈的广场舞并不适合中老年人。因为中老年人心肺系统功能下降，如果还患有高血压、心脏病，就更应该避免做快速转动、需要屏气的运动。中老年人关节和韧带退化，肌肉软组织弹性降低，节奏较快、过于剧烈的运动会使膝关节受损，引起疼痛，因此跳广场舞也好，散步也好，中老年人都应量力而为。建议以柔和运动为主，比如游泳、打太极、快走等。

## 中老年人常见运动的利与弊

### 倒走

　　✅ 利：与平时走路姿势相反，可以强化腰背部肌肉，锻炼平时很少用到的肌肉，对颈和腰不好的人而言，倒走具有一定的好处。

　　❌ 弊：倒走时看不到后面，具有一定的危险性。

　　❗ 建议：可选择在平地上倒走，避开坡路，最好结伴行走。

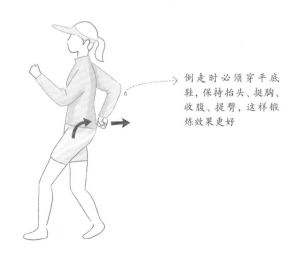

倒走时必须穿平底鞋，保持抬头、挺胸、收腹、提臀，这样锻炼效果更好

## 踢毽子

✅ **利**：踢毽子对人的协调性和灵活性要求很高，有助于中老年人增强下肢关节的活动能力和反应能力，在强身的同时还可以健脑。

❌ **弊**：踢毽子肢体动作较大，并且很多人习惯用一只脚踢，长期踢毽子容易造成关节劳损，尤其不利于有关节炎和肌肉力量不足的中老年人。

❗ **建议**：不要长时间做这项运动。在踢毽子时，应该交替左右脚来踢，并穿上宽松舒适的衣服。

## 爬行

✅ **利**：爬行能有效锻炼腰腹肌肉。

❌ **弊**：如果弯腰伏地的姿势不对，很容易伤到腕关节和膝关节。

❗ **建议**：不建议中老年人进行爬行运动。

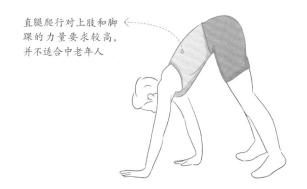

直腿爬行对上肢和脚踝的力量要求较高，并不适合中老年人

# 中老年人运动前要先热身

运动前的热身运动可以帮助中老年人有效预防运动过程中发生损伤。因此，做运动前记得活动一下手腕、膝盖、脚踝等处关节，拉伸一下颈部、腰部和腿部肌肉（见第165页）。

145

# 膝关节炎不要乱吃药，先查腰椎和骨盆

膝关节炎是困扰中老年人的常见疾病，病情严重的会影响行走，不少患者需要通过吃药来进行控制，甚至考虑进行手术。但你有没有想过，治疗膝关节炎，可能关键不只在膝盖？我通过多年临床观察，发现膝关节炎的患者合并腰椎退行性改变的比例很高，也就是说，膝关节炎可能还跟腰椎病有关。近八成的膝关节炎病例伴有明显的腰椎器质性退行性改变，骨盆的异常也与膝关节炎密切相关。

## 腰、腿、膝是一个整体，膝痛不能只治膝盖

膝盖的大部分肌肉是跟骨盆和腰椎相连，腰、腿、膝实际上是一个整体。大部分膝痛是从肌肉力量不平衡开始，继而关节活动得不到有效的保护，一个外伤便会加重半月板组织的损伤。如果此时只针对膝盖进行局部诊治，膝痛的症状很难消失。

此外，从腰部发出的神经支配着大腿的肌肉，保护着膝关节。而很多中老年人因为长期劳损或者有脊柱的失代偿问题，所以腰椎关节出现紊乱错位，骨盆发生旋转和移位，继而出现无菌性炎症，刺激神经，肌肉痉挛，血液循环缓慢，导致膝关节疼痛。这时候如果只吃针对膝关节炎有效的药，是不可能治好膝关节炎的，必须治疗腰椎和骨盆病变才行。所以，患有膝关节炎的人先不要急着吃药，查查腰椎和骨盆才是"治本"的关键。

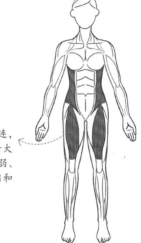

腰部肌肉与腿部肌肉相连，且腰部肌肉的神经支配着大腿肌肉，腰部肌肉力量减弱、腰椎错位会连累腿部肌肉和膝关节

## 检查出膝关节炎后怎么办

① 出现膝关节炎症状后，除了检查膝关节，也要检查腰椎和骨盆。

② 如果合并有腰椎或骨盆异常，需找专业医生纠正错位。

③ 配合运动康复训练，如内收肌激活（见第47页）等，提高膝关节功能。

# 第七章

## 小心！不正确的
## 运动方式伤脊又伤身

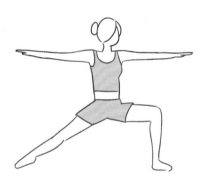

跑步不当伤膝盖，仰卧起坐让颈椎、腰椎很受伤，跳绳易使膝盖受伤，不建议青少年通过溜冰、滑雪的方式来锻炼身体，游泳如果姿势不对很伤脊椎……看到这些，你可能会有疑问：这些运动不是很受推崇的锻炼方式吗？怎么会导致严重的后果？你且往下看，自有缘由在其中。

# 跑步前要准备充分，
# 否则易伤脊椎

跑步是现在流行的运动项目，不少人全国各地飞，为的就是参加各种马拉松比赛。跑步的确是一项简单有效的运动方式，但不少人发现，跑完步后经常会出现脚跟、脚掌、膝盖、屁股甚至颈、腰疼痛，这些都是跑步姿势不当或准备不足所导致的。下面我就跟大家详细说说跑步时需要注意的一些事项。

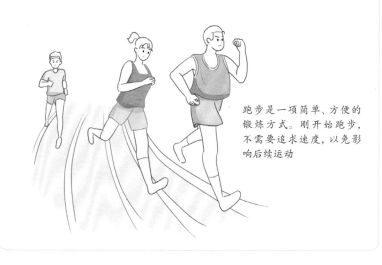

跑步是一项简单、方便的锻炼方式。刚开始跑步，不需要追求速度，以免影响后续运动

## 跑前热身

跑步之前进行充分的热身有助于肌肉、骨骼和关节更好地适应一定强度的运动，预防运动损伤。最好花10分钟对脚踝、膝盖、髋部以及大腿、小腿进行动态拉伸后再跑步。而运动后的静态伸展则有利于放松肌肉。

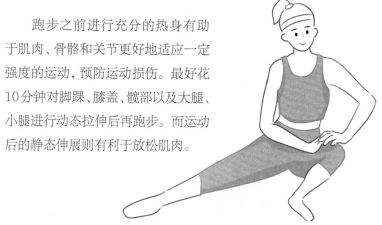

跑步前要进行动态拉伸

## 选一双合适的鞋子

日常穿的板鞋、球鞋不一定适合跑步。如何选择一双合适的跑鞋呢？鞋底柔软，不能太硬、太薄，否则缓冲性能差，跑步时产生过强的冲击会对关节带来损伤；尺寸合适，不宜太大；鞋体较轻。此外，特别提醒跑马拉松的朋友，运动时一定要选择一双透气、缓冲性能好的跑鞋。

## 速度循序渐进，时间不少于30分钟

刚开始跑步时速度不要太快，因为起跑后身体尚未适应运动状态，加速快跑会造成四肢和心脏负担过大，容易出现喘气过急、跑不持久的情况，而且快跑后还会造成四肢关节疼痛，影响后期锻炼。跑步等有氧运动应保持在30分钟以上，循序渐进地进行，这样才能达到锻炼心肺的目的。

## 根据自己的情况调整步速和步幅

跑步时步速和步幅并没有统一的标准，在这里我给大家一个简单的判定方法：如果你在跑步时还可以跟他人聊天说笑，就说明这时的速度是比较合适的。在这种状态下，心肺负担不会太大，可持续的跑步时间也会比较长。如果跑太快、太喘，就已经是无氧运动了，这时就要注意，过量的运动会消耗体内肌肉或者伤到骨骼。

## 跑步姿势要正确

① 脚掌落地：从后脚跟到前脚掌，落地要平稳。

② 身体平稳：上肢放松，跟着身体有规律摆动，切忌上半身不动，否则可能导致颈痛、腰痛。

③ 膝盖位置保持不变：膝盖始终正对脚趾前方，避免出现双腿内扣。

## 出现不适，要慢慢停止

跑马拉松时，如果出现明显呼吸不畅、头晕、胸闷等症状，不要马上停下来，应先放缓速度，逐渐停止跑步并终止比赛，及时就医。如果平时慢跑也出现类似症状，也应慢慢停下休息，身体恢复后再尝试继续，如果仍有不适，建议及时就医检查。

## 跑步后出现强烈疼痛，应及时就医

如果跑步后出现明显的膝盖痛、脚掌痛、颈肩痛等，建议先就医，缓解一段时间，否则会越跑越伤。

# 瑜伽练习，
# 避免弯曲脊柱的体式

　　无锡有一位40岁的林女士，花了1万元报班学习瑜伽，但没想到，在练习肩肘倒立后出现了颈椎骨折、椎间盘突出，本想锻炼身体反倒伤害了脊椎。瑜伽是不是一项危险的运动呢？我个人认为，瑜伽是一项很好的放松身心的运动，适度练习瑜伽能让背部肌肉放松伸展，增强肌肉、韧带韧性，从而使脊椎关节稳定，有一定的护脊作用。但是，对瑜伽运动中向前或向后弯曲脊柱的体式，要小心！

## 弯曲脊柱的体式易造成椎间盘突出

　　练习瑜伽时，如果身体弯曲超过一定的度数，就会造成脊椎骨对椎间盘的过度挤压，造成椎间盘退化加快甚至突出。我在临床上遇到很多因练习瑜伽而导致颈椎、腰椎病的患者，尤其是白领人群。仔细询问才发现，她们往往是急于求成而忽略了循序渐进，开始便一通猛练，或是急于挑战高难度体式，这样很容易造成脊椎损伤。而且大部分瑜伽教练并没有医学基础，并不会帮助学员选择适合的体式，加上带团课的时候只求节奏快，难以照顾到每个学员的进度，容易导致学员受伤。

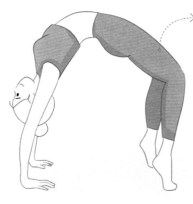

> 后屈体式会造成脊椎骨对椎间盘的过度挤压，易导致脊椎损伤，不推荐刚接触瑜伽的人练习

后屈体式

## 这些人不适合练瑜伽

瑜伽虽好，但并非人人都适合练习，以下四类人就不推荐练瑜伽。

| 人群 | 特点 |
|---|---|
| 老年人 | 老年人韧带、关节退化，脊椎没有强健的肌肉来保护和支撑，如果强行练习高难度的瑜伽动作，这对本就脆弱的脊椎无疑是个巨大挑战，极易导致肌肉拉伤和椎体错位。除非从小就练瑜伽，老年后还保持较好的身体柔韧度 |
| 骨质疏松症患者 | 这类人群骨硬度明显下降，脆性增加，在练习瑜伽时稍不注意，就有可能发生压缩性骨折或者椎体破裂 |
| 有颈、腰椎病的患者 | 如果练习瑜伽中的"犁式"等动作，很容易造成椎间盘突出，或者使原有病情加重 |
| 心血管疾病或肥胖患者 | 如果动作过于剧烈，比如"倒立"，很容易造成心脏负担加重，引发不适或造成危险 |

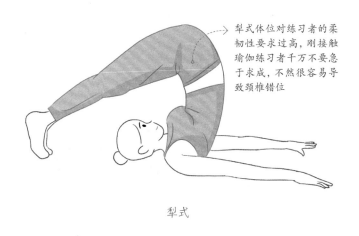

犁式体位对练习者的柔韧性要求过高，刚接触瑜伽练习者千万不要急于求成，不然很容易导致颈椎错位

犁式

## 瑜伽练习中需要注意的事项

① 在练习瑜伽的过程中，如果出现头晕，膝关节或踝关节疼痛，就说明瑜伽的体式不正确或者难度太大了，建议转变其他较轻松的体式。如果上述疼痛得不到缓解，应马上停止运动，及时找专业医生进行诊治。

② 上团课时切忌有攀比心理，应该结合自己的身体情况来练习，不要看到别人比自己练的难度大，就非要逞能去比，这样很容易出问题。如果要练习瑜伽，建议每天坚持练半小时左右，动作以轻柔为宜。

# 仰卧起坐能练马甲线吗?
# 小心颈椎、腰椎受伤

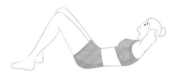

现代人对美的要求高了，不但女性朋友讨厌"小肚子"，男性也想拥有腹肌马甲线。仰卧起坐一直以来都被认为是锻炼腹肌的好方法，但是国内外很多研究显示，仰卧起坐不仅达不到减"小肚子"、练马甲线的目的，反而会导致颈椎和腰椎出现一系列问题。

## 为什么做个仰卧起坐也会导致脊椎病

在做仰卧起坐的时候，后腰反复曲折，使腰椎间隙增宽，加上腹部压力增加，容易导致腰椎间盘突出。特别是中老年朋友，腰椎间盘已经退化，更容易出现问题。此外，大多数人是抱着头部或脖子做仰卧起坐的，要知道，头向前伸的姿势本身就使颈椎间盘压力变大，双手搂住脖颈，更叠加了颈椎间盘的压力，容易造成颈椎间盘突出。

## 仰卧起坐不能练出马甲线

很多人做仰卧起坐时会不由自主地依靠惯性，腹部肌肉收缩并不明显，达不到腹部肌肉锻炼的要求。现在有很多安全、锻炼效率高的运动可以推荐给大家，如跪撑、卷腹、仰卧定腿等。

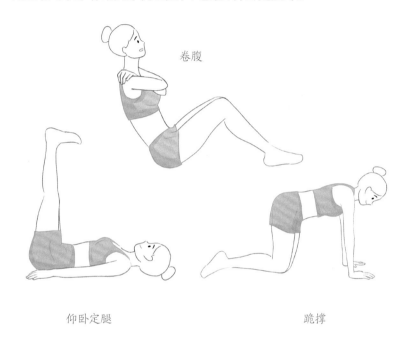

卷腹

仰卧定腿

跪撑

## 既然仰卧起坐不好，为什么学校还要求做

据我所知，现在很多学校的体能测试依然保留仰卧起坐项目，那么孩子们到底该不该参加呢？其实家长不必太担心，因为对于十几岁的青少年来说，脊椎水分多，弹性也很好，椎间盘的抗压能力也较强，偶尔做一下仰卧起坐对他们的伤害不大，所以体能测试还是可以做的。但是不建议孩子们把仰卧起坐当作常规的锻炼方法。

# 跳绳要注意姿势和速度，
# 否则伤膝又伤腰

跳绳是一种简便易行的健身运动，也是一种对抗重力的运动。双脚落地时，膝盖、踝关节以及腰椎会受到来自地面的反作用力。特别是对于体重较重的人而言，所受到的冲击和伤害会更大。因此，如果跳绳的频率过快，肌肉来不及保护关节的话，不但让身体能量消耗过快，产生疲劳感，而且容易损伤关节以及韧带。

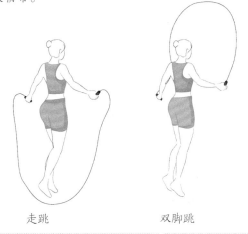

走跳　　　　　　　　双脚跳

## 这些人不适合跳绳

| 人群 | 特征 |
|------|------|
| 有膝关节疼痛症状的人 | 膝关节疼痛或者变形的人，若跳绳的过程中双脚离地面过高且地面又很硬，则容易让有旧伤的膝盖症状加重 |
| 中老年人 | 纵向弹跳的过程会产生极大的冲击力，而中老年人椎间盘水分明显减少，这时椎间盘对冲击力的缓冲作用大大降低，容易造成椎间盘挤压，从而引起椎间盘突出 |

## 跳绳时的注意事项

虽然跳绳有可能会引发膝关节和腰椎疼痛，但并非人人都不能跳。只要掌握以下正确的方法和注意事项，喜欢跳绳的朋友仍然可以做这项运动。

① 跳绳前需要进行热身运动，拉伸双腿。

② 跳绳姿势可以选择走跳或双脚跳。双脚跳时，髋和膝关节微微弯曲，能够缓解冲击，避免受伤。

③ 不过度追求数量和频率，跳绳过程应以不出现疲劳感为宜。如果出现明显喘气、肌肉酸痛等症状，说明运动超出了身体的承受能力，身体给你亮红灯了，这时应放缓跳绳速度，或者休息一段时间后再继续运动。

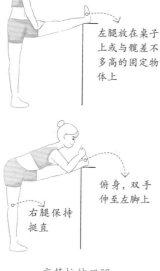

左腿放在桌子上或与髋差不多高的固定物体上

俯身，双手伸至左脚上

右腿保持挺直

交替拉伸双腿

# 已患脊椎病，
# 不推荐打羽毛球

羽毛球运动在国内很普及，是一项老少皆宜的体育活动。有很多患者朋友来问我，打羽毛球需要时刻仰头接球，对"低头族"的颈椎病是不是有一定帮助啊？事实可能与你想的相反。曾经有个患者，每次打完羽毛球后头痛就发作，因为他的颈椎发生错位了。我告诉他头痛很可能是打羽毛球引起的，换成其他运动后，他的头痛就没有再复发了。

## 打羽毛球会让脊椎错位更严重

羽毛球运动对场地要求不高，器材便宜，能够锻炼全身，运动量大，对正常人来说是一项非常好的运动。但是，对于颈椎病患者而言，打羽毛球可能会适得其反，搞不好会加重病情。因为羽毛球是单边运动，一侧上肢不用力处于放松状态，而握球拍的上肢在接球发力时，肢体和肩部肌肉处于紧张状态，使附着在肌肉上的颈椎发生牵拉，让原本有错位的颈椎再次受到影响，导致错位加重。

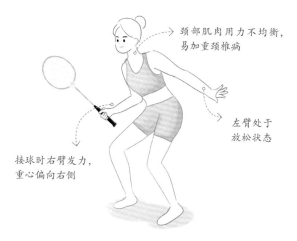

颈部肌肉用力不均衡，
易加重颈椎病

左臂处于
放松状态

接球时右臂发力，
重心偏向右侧

打羽毛球的姿势特点

## 运动后病情未加重可以打羽毛球

打羽毛球并不一定护颈，更不能调整脊椎曲度，治疗颈椎病。如果颈椎病不是很严重，只要运动后没有出现病情加重，就是可以继续打的，但如果病情加重，就不要再做这项运动了。而需要调整脊椎曲度的朋友，建议进行调整脊椎曲度的正规锻炼，比如推颈抬头功（见第31页）、仰头夹背。

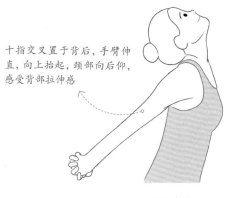

十指交叉置于背后，手臂伸
直，向上抬起，颈部向后仰，
感受背部拉伸感

仰头夹背

# 孩子滑雪后摔倒，
# 易埋下脊椎错位隐患

随着2022年冬奥会的召开，滑雪、溜冰逐渐成为国内的"网红运动"，不少年轻人，甚至青少年也爱上了在冰雪上飞驰的感觉。但是，溜冰、滑雪这类高速运动，即使是高手也难免会摔倒。而且，这种高速移动下的摔倒对骨盆和腰椎的损伤很大，特别是青少年，由于骨盆发育未成熟，在摔倒时容易发生骨盆错位。

## 高速下摔跤，要及时检查脊椎

对大部分青少年来说，骨盆和腰椎错位不至于压迫到神经、血管，因此短暂疼痛后症状便消失了，很多孩子摔了一跤爬起来拍拍雪又继续跑去玩了。但可怕的是，脊椎错位的隐患一直存在，虽不痛不痒，但长期会导致椎间盘受力过大，年纪稍大之后，容易出现腰椎间盘突出，引起腰腿痛。

另外，在冰雪上高速运动时摔倒所产生的巨大冲击力也容易引起椎间盘急性突出，或损伤椎间盘周围的纤维环。在年纪稍大后，受伤的纤维环更容易破裂，会进一步导致椎间盘突出。

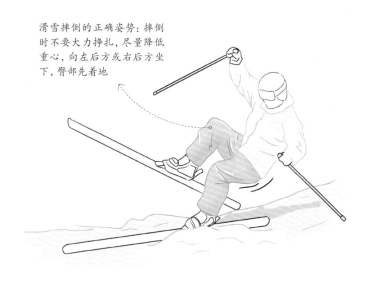

滑雪摔倒的正确姿势：摔倒时不要大力挣扎，尽量降低重心，向左后方或右后方坐下，臀部先着地

## 青少年滑冰、滑雪需要专业教练指导

从保护脊椎的角度讲，不建议大家通过溜冰、滑雪的方式来锻炼身体，尤其是青少年。如果很喜欢这类运动，应该在教练的指导下，穿着正规的护具，并学会摔跤时用正确的方式保护自己。若在运动过程中不幸摔倒，即使没有出现腰痛、臀痛等损伤症状，也建议去医院拍X光片检查，如有骨盆错位、腰椎错位，需及早治疗调整。

# 游泳对脊椎很有益，
# 但选择泳姿有讲究

　　跑步、跳绳、练瑜伽一不小心就会导致脊椎病，有人会问，那什么运动是对脊椎有益无害的？还真有一项运动称得上"对脊椎百利而无一害"，它便是游泳！大家都知道游泳是项很不错的全身性运动，但其实游泳还能锻炼颈部和腰背肌。因为水有浮力，不会产生较大的冲击力，所以游泳对脊椎的损伤就小得多。不过在游泳前后仍要注意以下几点，才能最大限度地发挥它的作用。

游泳前的拉伸运动能让身体变得更加灵活，血液循环加速，进入泳池后，身体可以更快地适应水温

# 游泳前需热身,游泳速度要适中

　　游泳前应做四肢拉伸,充分且规范的热身能让肌肉韧带放松,防止运动中出现抽筋的情况,同时也让血液循环加速,为下水做好准备。对于非竞技性的游泳运动,应做到循序渐进、逐渐加速,不要盲目追求速度和距离,要合理把握速度,避免出现身体损伤。

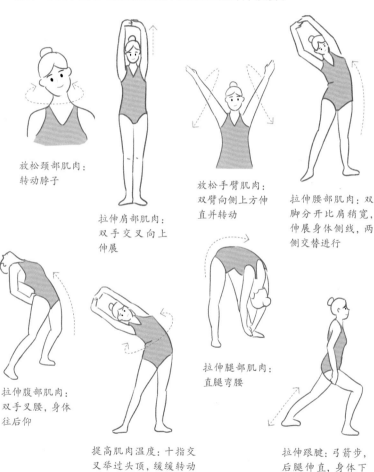

放松颈部肌肉:
转动脖子

拉伸肩部肌肉:
双手交叉向上
伸展

放松手臂肌肉:
双臂向侧上方伸
直并转动

拉伸腰部肌肉:双
脚分开比肩稍宽,
伸展身体侧线,两
侧交替进行

拉伸腹部肌肉:
双手叉腰,身体
往后仰

提高肌肉温度:十指交
叉举过头顶,缓缓转动
上半身,左右交替进行

拉伸腿部肌肉:
直腿弯腰

拉伸跟腱:弓箭步,
后腿伸直,身体下
压,双脚交替进行

# 根据身体状况选泳姿

1.蛙泳。蛙泳有抬头换气的动作，对颈背部的锻炼较多，且负荷不大，有颈椎病的人群可以蛙泳为主。但蛙泳的腿部动作容易加重膝关节韧带的负担和膝关节的摩擦，同时还会加重O形腿的畸形，所以膝骨性关节炎及O形腿患者游泳时要尽量避免蛙泳。

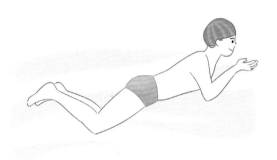

蛙泳

2.自由泳。自由泳对双下肢交替运动的要求较高，能够很好地锻炼腰部，因此有腰椎疾病的人可以选择自由泳。但有肩部损伤、肩痛的人，应尽量避免自由泳。

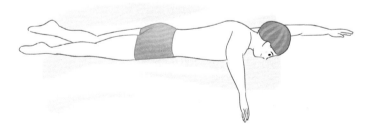

自由泳

3.蝶泳。蝶泳的身体动作幅度比较大，腰椎的椎板长时间受力容易引起压缩性骨折，腰腿痛或者腰椎间盘突出的人不建议选择蝶泳。

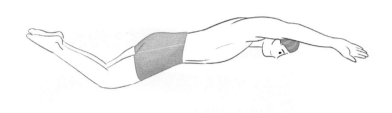

蝶泳

4.仰泳。仰泳时颈部是后仰姿势，会锻炼颈椎小关节，因此颈椎病患者比较适宜进行仰泳。但是仰泳对肩部动作及双腿打水的动作要求很高，可能带来"游泳肩""游泳踝"等运动损伤。

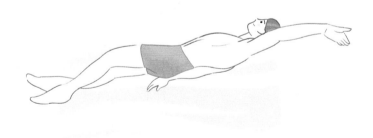

仰泳

# 第八章

# 沈主任解答
# 热点脊柱问题

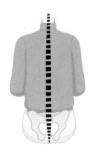

近年来，低头看手机的人越来越多，端正坐姿、站姿、卧姿的人越来越少，脊椎病已经有年轻化趋势。

　　本章节我将针对大家关心的问题，如街边养生馆能不能去、按摩是不是越疼越好、孩子如何预防脊椎病等一一解答，帮大家树立正确的脊椎养护观念。

## 1. 街边的养生馆可以去吗

不要让非医护人员动响你的骨头。有些人很享受在养生馆让技师把脖子掰得咔咔响的感觉，觉得这样很舒服，但是这种非专业的"动骨头"（掰脖子、踩背、扭腰等）往往容易造成伤害，最常见的就是椎间盘突出和关节脱位。曾有媒体报道，有顾客在按摩中心被技师掰脖子导致瘫痪后死亡。究其原因，无非是按摩中心的技师大都没有执业证，他们可能根本不懂人体的解剖结构和骨头构成。所以，街边的养生馆不要随意去。

## 2. 按摩是不是越痛越好

疼痛是人体发出的一种警告，实际上是一种自我保护方式，就像手扎了针会迅速缩回一样，肩膀被按摩师按到很痛的程度，说明已经达到了自我保护的界限。强忍疼痛继续大力按摩，不仅不会缓解疼痛，还会加重肩部炎症，损伤软组织。按摩时感到舒适，有略微酸胀感即可，切记不要按至痛到不由自主躲闪的地步。

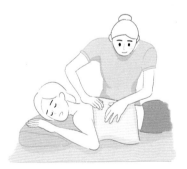

# 3. 体检报告显示颈部生理曲度变直，问题严重吗

　　我认为曲度变直或反弓并不是一种病，但可能会引发一些症状。颈椎曲度变直后，严重的会牵拉扭曲椎动脉，使颈动脉血流速度下降或形成涡流而导致供血不足，引起头晕、恶心、呕吐，或者导致神经受压而产生手麻、耳鸣、心慌、走路无力等症状。

　　人的脊柱是有一定的生理曲度的。颈椎生理曲度的存在能增加颈椎的弹性，减轻和缓冲重力的震荡。长时间不正确的坐姿或者是长时间的劳累等都会导致颈椎生理曲度变直、消失甚至反弓。

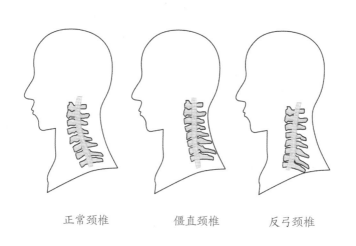

正常颈椎　　　　僵直颈椎　　　　反弓颈椎

# 4. 颈部生理曲度变直，不管它可以吗

不可以。颈部生理曲度变直会改变颈椎力学结构，使颈部压力增大，尤其是局部骨头压力增大。就好像长年被卡住的齿轮，不修理的话很容易生锈坏掉。如果长期对颈部生理曲度变直置之不理，一方面会导致骨质增生、关节退化加速，严重的会造成椎间盘突出甚至引起瘫痪；另一方面，颈部生理曲度变直还会使肌肉韧带松弛、损伤，使其对颈椎的保护减弱，容易引发错位或加速颈椎关节的退化。

# 5. 颈部生理曲度变直可以矫正回来吗

对于年龄低于50岁，还没有产生头痛、头晕或手麻等症状的中青年来说，颈部生理曲度变直是可逆的，可以通过多练习推颈抬头功（见第31页）、收下颌运动（见第32页）、靠墙动作（见第35页）等，改善颈部生理曲度，同时改正生活中的不良姿势（长期伏案工作、低头看手机、头枕在较高的沙发扶手上休息等），培养良好的体态，在睡觉时选择高度适宜的枕头。50岁以上的中老年人，由于颈椎功能退化，不能通过日常锻炼来矫正，需要到专科医院就诊，具体病情具体分析。

# 6. 儿童脊椎如何保护

孩子的韧带、肌肉比较弱，而脊柱的稳定性由骨头和关节韧带一同保护，孩子平时姿势不正确、喜欢打闹容易造成外伤，更容易发生脊椎小关节错位。但是孩子可塑性较强，脊椎小关节错位不会很快表现出症状。平时练习一下吊单杠，可以很好地保护脊椎，纠正小错位。吊单杠时，脊椎就像一串拉紧的铜钱，脊柱韧带被拉直，可以纠正小关节错位，缓解椎间盘压力，避免过早出现腰椎间盘退化和突出。

低于5岁的孩子，家长应双手托着孩子腋下，进行前后左右的晃动训练，就当作每天陪孩子玩游戏。对于青少年，我建议每天自主吊单杠1次或2次，通过悬吊、蹬腿改善体态，预防关节错位。单杠的牵伸作用还有利于孩子长高。刚开始吊单杠的时间可能只有短短几秒，但不要因此放弃，这是一个循序渐进的过程，从坚持3秒慢慢到10秒，支撑不住的时候要及时停止。注意，不要让孩子单手吊单杠，防止手臂脱臼。吊单杠时，家长应在一旁看护，以防孩子力度不够摔下来。

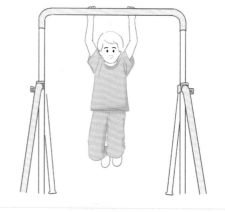

# 7. 检查出椎间盘突出，为何没有症状

　　对于没有症状的患者来说，椎间盘突出只是一个表象，血管、神经还未受到压迫。但是不能抱有侥幸心理，要注意防患，防止椎间盘进一步突出。要避免跑跳动作，不要过度曲颈、弯腰。腰椎间盘突出患者在搬重物时，注意先下蹲弯腰，再慢慢搬起；上厕所时尽量用坐便不用蹲厕，避免前屈加重椎间盘突出。

　　有症状出现的腰椎间盘突出被称为腰椎间盘突出症，主要表现为腰痛和一侧下肢痛，伴有麻木、乏力感。如果只是纯粹腰痛，但腿不痛，那就不是腰椎间盘突出引起的。如果是颈椎间盘突出，就会出现颈部疼痛，合并一侧上肢痛，并有麻木感，走路则有脚踩棉花的感觉，且容易绊倒。

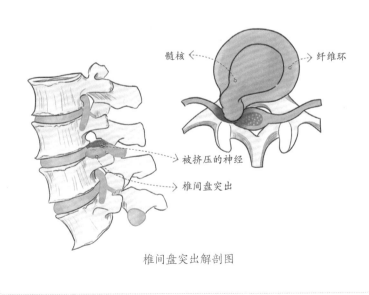

髓核　纤维环

被挤压的神经

椎间盘突出

椎间盘突出解剖图

# 8. 椎间盘突出了怎么办

椎间盘突出占据了椎间孔位置,如果合并有椎关节错位,就更容易刺激到神经,引发炎症。事实上,80%的椎间盘突出患者都合并椎体关节错位,建议先拍X光片,看是否有错位,然后看错位纠正后是否能缓解症状。椎间盘突出合并椎体关节错位分为急性期、恢复期和无症状期。在急性期,患者疼痛明显,这时要卧床休息以缓解椎间盘压力,并配合西药消炎镇痛。如果疼痛太明显,还可以通过打封闭或者针灸治疗来缓解,但不建议做脊椎推拿和正骨复位。疼痛缓解后,进入恢复期。如果有关节错位,可以做正骨复位,必要时加上牵引、理疗,也可以配合吃中药。待症状进一步好转时,或症状已经消失,可以进行吊单杠(见第65页)、游泳、卷腹(见第121页)、仰卧定腿(见第157页)等训练,同时避免腰部用力过度和不良体态,防止症状复发。

# 9. 椎间盘突出如何预防关节错位

中老年人在日常生活中尤其要注意保持良好的姿势、体态,还要强化颈、腹、腰部肌肉的锻炼,使椎体更稳健,减少错位的可能性。其实,有很多人与椎间盘突出终身相伴,但却从未出现过任何症状。椎间盘突出患者只要能够避免不良体态,加强锻炼,就有可能预防关节错位。

# 10. 椎间盘突出就得"挨一刀"吗

不一定。脊椎病的治疗方法因人而异，不管是保守治疗法还是手术治疗法，都不能"一刀切"。95%的患者只需保守治疗，不需要手术。一般在接受10次以上的保守治疗仍无效后，才会采取手术治疗。但是脊髓受压明显，出现双下肢僵硬、有踩棉花感，检查病理反射阳性，MRI提示脊椎受压、变性的患者，以及一侧上下肢明显萎缩、无力，MRI提示神经根明显受压迫的患者，建议尽快手术治疗。至于微创手术和开放手术哪个更好，这个就要根据患者的具体情况，由外科医生制订合适的手术方案了。

# 11. 椎间盘突出症好了还会复发吗

会。不管是不是手术治疗，椎间盘突出症都有可能复发。如果做的是保守治疗，在治疗后要按时复查，若症状复发应及时找医生评估病情。如果是手术治疗，很多医生会给患者加个内固定以使椎体融合，但这会使相邻的椎间盘压力增大，如果不注意保护，会使相邻的椎间盘突出，导致症状复发。所以手术后即使症状消失了，也要注意防护和锻炼。

# 12. 坐骨神经痛怎么治

坐骨神经痛是一种症状，而不是某种疾病的名称。就像头痛一样，有可能是熬夜没休息好引起的，有可能是感冒引起的，也有可能是脑肿瘤引起的。同样，坐骨神经痛也是如此，它是从腰部到小腿处的牵拉痛，病因有很多种，只有查清引起坐骨神经痛的原因，才能进行针对性的治疗。

引起坐骨神经痛的病因实在太多了，比如大腿里侧的牵拉痛、腰椎间盘突出或错位、骨盆关节错位、腰椎滑脱、梨状肌综合征、坐骨神经炎症以及腰椎良性或恶性肿瘤、腰椎结核等。没有分清病因就盲目吃药、贴药膏等行为都是不可取的。建议有坐骨神经痛的人到正规医院找专科医生拍片诊断，只有制订出针对性的治疗方案，治疗才会有效果。

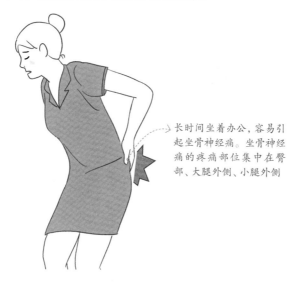

长时间坐着办公，容易引起坐骨神经痛。坐骨神经痛的疼痛部位集中在臀部、大腿外侧、小腿外侧

# 后记

    我是本书的编著之一,也是沈彤主任的患者。认识沈主任已有20多年了,那时他在业界已颇有名气。而我当时年纪轻轻已有颈椎病,这是源于我小时候颈椎受过伤,后期又不懂得保养,长期伏案写稿,颈肩酸痛便成了常态,有时甚至会出现手麻、头晕、半夜痛醒的情况,这时我才意识到事情的严重性。由于一直在做健康科普报道,我认识各大三甲医院的骨科、康复科专家,也尝试过很多专家的正骨手法。但是说实话,沈主任的正骨复位手法是我碰到的最为轻柔、有效的,可以称为是绝妙的手法,所以我成了他的忠实患者。

    只有患过病才会对这个疾病带来的痛苦感同身受,也才会认识到预防的重要性。一个是致力于脊椎疾病的康复专家,一个是致力于健康科普的媒体人,我们都深切地意识到,让普罗大众了解姿势与脊椎健康的关系是多么重要! 于是我们决定一起合作写这本书,希望通过我们的微薄之力,来改变大家对正确姿态的认识、了解生活中不良姿势对脊椎健康的危害。为了出一本高品质的书籍,我们整个创作团队付出了巨大的努力,花了三年的时间进行认真的写作,并决定把它打造成为一本"会动"的有声书。在书里你不仅能看到生动、实用的案例分析,饶有趣味的插图展示,更重要的是只要你扫描二维码,你就可以看到非常规范、科学的脊椎保健操的演示,让你随时可以跟着视频做练习。

    在完成这本书的编著工作之后,我发觉自己有一点"职业病",同事驼着背头前倾,一动不动看着电脑时,我会忍不住把她的头往后拉;朋友翘着二郎腿和我喝咖啡,我会悄声地告诉她,为了她的骨盆健康把腿放下来;还有一次坐地铁,我看到一个男孩在看手机的时候整个脖子往下弯得离谱,简直弯成了一个耷拉的豆芽菜,当时我恨不得冲上去用个钩子把他的衣领给吊起来。

    现在中国人的平均寿命已经接近79岁,如果年轻的时候不保护好脊椎,等老了以后会饱受脊椎病的痛苦! 所以现在行动起来吧,改变自己的坏姿势,让脊柱变得更健康。

2022年10月28日